DIE 100 BESTEN DIÄT-GEHEIMNISSE

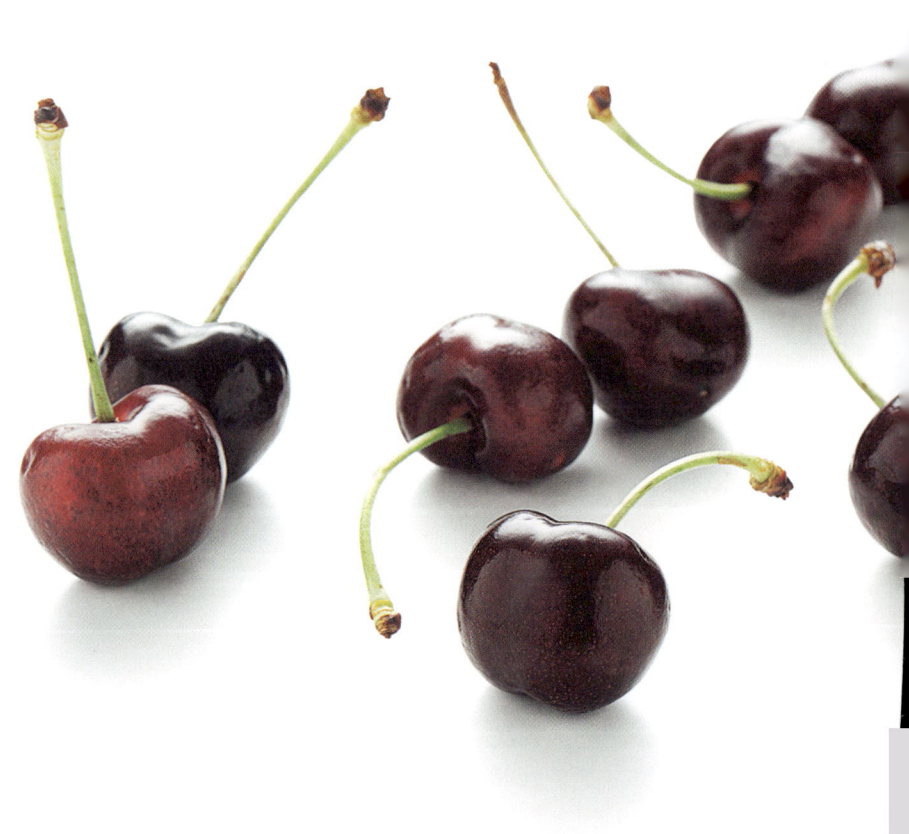

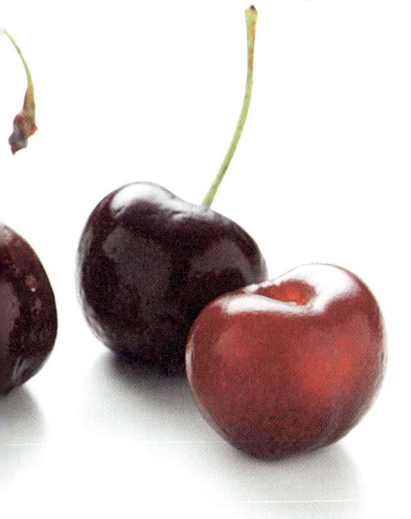

DIE 100 BESTEN
DIÄT-GEHEIMNISSE

ANNA SELBY

TOP 100 DIET SECRETS
All Rights Reserved
Copyright © Duncan Baird Publishers Ltd
Text Copyright © Anna Selby
Commissioned Photography Copyright © Duncan Baird Publishers Ltd

© 2012 für die deutsche Ausgabe: Tandem Verlag GmbH
Alle Rechte vorbehalten.

Deutsche Übersetzung: Nadine Kaatz, Düsseldorf
Satz: ce redaktionsbüro für digitales publizieren, Heinsberg
Covergestaltung: Martin Markstein
Redaktion: Sandra Jacobi

Gesamtherstellung: Tandem Verlag GmbH, Potsdam

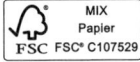

MIX
Papier
FSC FSC® C107529

ISBN 978-3-8427-0626-2

10 9 8 7 6 5 4 3 2 1

INHALT

LEGENDE

- fettarm
- kohlenhydratarm
- niedriger GI-Wert (glykämischer Index)
- niedriger GL-Wert (glykämische Last)
- kalorienarm
- kilojoulearm
- entgiftend
- laktosefrei
- glutenfrei
- weizenfrei

Einleitung

Diätgeheimnis Nr. 1: Diäten funktionieren nicht. Die stets steigenden Zahlen übergewichtiger Menschen in den Statistiken liefern den Beweis. Jede Diät, die auf schnelle Gewichtsreduktion setzt, scheint zunächst kurzfristig zu funktionieren, ist aber nicht nachhaltig. Sobald man die selbstverordnete Reglementierung aufgibt, setzt man das verlorene Gewicht wieder an. Erschreckend ist, dass viele dieser Diäten die Gesundheit sogar beeinträchtigen können, denn sie verringern die Auswahl an Lebensmitteln, die man zu sich nehmen darf – und somit auch die Bandbreite an vitalen Nährstoffen. Diäten mit hoher Protein- und niedriger Kohlehydrataufnahme können beispielsweise zu Vitaminmangel, Verstopfung oder gar zu Knochenabbau führen. Bei Diäten, die auf einem Nahrungsmittel oder einer Nahrungsmittelgruppe basieren (erinnern Sie sich noch an die Kohlsuppendiät?), werden Sie wahrscheinlich trotz hoher Gewichtsabnahme erneut zunehmen, sobald Sie sich zwangsläufig wieder „normal" ernähren. Diese Diäten scheinen anfangs gut zu funktionieren, da man zunächst Flüssigkeit verliert, jedoch kein Fett. Die Folge: maßlose Enttäuschung wegen des Jo-Jo-Effektes. Schließlich klammert sich Ihr Körper wieder an die Nahrung, die er erhält, und weigert sich kategorisch, jedes weitere Gramm zu verlieren.

Aber nicht verzweifeln! Es gibt nachweislich Methoden, um erfolgreich abzunehmen. Das erste Geheimnis für eine Gewichtsabnahme ist die richtige Auswahl und Zubereitung der entsprechenden Nahrungsmittel. Sie werden auf den folgenden Seiten alle Geheimnisse kennenlernen: die richtigen Nahrungsmittelgruppen für die schlanke Figur sowie die Fakten darüber, was wirklich funktioniert, dazu Erklärungen zu GI und GL, zu kohlehydrat- und fettarmen Diäten und zu entgiftenden Lebensmitteln.

Danach werden 100 dieser Lebensmittel, die Diäterfahrenen sicher mehr oder weniger vertraut sind, vorgestellt und deren Zubereitung erläutert. Beides bildet die Basis für eine gesunde Ernährung, die – langfristig beibehalten – den Erfolg bei der Reduktion unerwünschter Kilos garantiert.

NAHRUNGSMITTELGRUPPEN FÜR EINE ERFOLGREICHE GEWICHTSABNAHME

OBST

Obst als einer der wichtigsten Bestandteile unserer Ernährung liefert köstliche, gesunde, kalorien- und fettarme Zwischenmahlzeiten oder Desserts. In vielen der bis vor kurzem angesagten Modediäten, wie z. B. der Atkins-Diät, spielt Obst jedoch nur eine untergeordnete Rolle – oder wird wegen des natürlichen Zuckergehalts ganz aus dem Diätplan gestrichen. Dabei bedeutet der Verzicht auf Obst, dass dem Organismus viele lebenswichtige Nährstoffe und deren stark entgiftende Wirkung vorenthalten werden, was besonders den Verdauungstrakt betrifft und so das Wohlbefinden beeinträchtigt.

Ein gesundes Verdauungssystem ist der Schlüssel für eine erfolgreiche Gewichtsreduktion. Die Verbesserung des Verdauungssystems steigert dessen Fähigkeit, wesentliche Nährstoffe aufzunehmen, die alle körperlichen Prozesse regulieren. Eine schlechte Verdauung kann bewirken, dass Ihr Körper mit Nährstoffen unterversorgt und außerstande ist, die wesentlichen Funktionen effizient zu regulieren. Als Folge davon können Wassereinlagerungen, Gewichtszunahme und andere Gesundheitsprobleme auftreten.

Obst ist reich an Ballaststoffen, die den Verdauungstrakt anregen und die Peristaltik (Muskeltätigkeit des Darms) begünstigen. Das wiederum beugt Verstopfungen, Blähungen und Wassereinlagerungen vor. Durch den natürlichen Zuckergehalt weisen einige Obstsorten zwar einen hohen GI-Wert (glykämischen Index) auf, haben dagegen aber einen allgemein niedrigen GL-Wert (glykämische Last – siehe Seite 12). Obst hilft mit seinem hohen Wassergehalt, den Flüssigkeitsmangel des Körpers auszugleichen und Darmträgheit vorzubeugen. So werden Stoffwechsel und Fettverbrennung angeregt. Obst in der Ernährung bringt mehr Vorteile als nur Schlanksein. Menschen, die viel Obst verzehren, haben gesunde Haut, glänzendes Haar und ein strahlendes Aussehen. Also: Planen Sie täglich viel Obst in Ihre Diät ein.

GEMÜSE

Die Bedeutung von Gemüse für Menschen, die Diät halten, kann nicht hoch genug eingeschätzt werden. Nicht nur kalorien- und fettarm, sondern auch höchst nahrhaft, versorgt Sie Gemüse mit einem breiten Spektrum an Vitaminen und Mineralien, die Sie gesund und fit halten, während Sie abnehmen. Gleichzeitig liefert es Ballaststoffe, die gewährleisten, dass das Verdauungssystem leistungsfähig bleibt und seine Aufgaben bei der Entgiftung und dem Ausgleich des Flüssigkeitshaushalts erfüllt, ohne dass Wasser einlagert. Außerdem wirkt der Verzehr von Gemüse Wunder für die Haut. Am besten verzehrt man Gemüse roh. Die Verdauung von Rohkost erfordert viel Energie und setzt daher weniger Fett an.

Die meisten Gemüsesorten können mit einem Entsafter (siehe Seite 13) zu Saft verarbeitet werden. Dies ist eine gute Möglichkeit, Vitamine und Mineralien zu sich zu nehmen, selbst wenn einige Ballaststoffe verlorengehen.

Gemüse sollte niemals vor der Zubereitung im Wasser aufbewahrt werden. Das beeinträchtigt den Nährwert. Stattdessen sollte es erst unmittelbar vor dem Verzehr geschält bzw. geschnitten werden. Da jegliches Erhitzen Nährstoffe im Gemüse zerstört, sollte man es so kurz wie möglich garen, um möglichst viele Vitalstoffe zu erhalten. Die schnellste und schonendste Methode für grünes beziehungsweise Blattgemüse ist Dampfgaren. Das Kochen im Wasser steht an zweiter Stelle. Dabei sollten Sie möglichst wenig Wasser verwenden. Schütten Sie danach den Kochsud nicht weg, da er sich hervorragend als Grundlage für einen Gemüsefond eignet. Das Backen im Ofen ist eine weitere schonende Methode (obschon es die GL mancher Nahrungsmittel erhöht), wobei man Öl sparsam verwenden sollte. Gemüse (außer Zwiebeln und Knoblauch) sollte nicht gebraten werden. Gemüse sollte auch besser nicht in der Mikrowelle gegart werden.

Diätbewusste Menschen sollten täglich möglichst viele Sorten Gemüse verzehren. Das lässt sich mit Hilfe von Säften, Suppen und Imbissen sowie einfacher Rohkost tatsächlich recht leicht realisieren.

GETREIDE UND HÜLSENFRÜCHTE

Getreide und Hülsenfrüchte haben einen hohen Kohlehydratanteil und somit viele Kalorien. Ein Verzicht auf Kohlehydrate wäre aber ein Fehler. Sie sind eine lebenswichtige Komponente einer gesunden Ernährung, vorausgesetzt, dass man die richtige Art zu sich nimmt (siehe Seite 13 zu Getreideunverträglichkeiten).

Es gibt viel Verwirrung hinsichtlich Getreide und Zerealien in unserer Ernährung. Aus vielen sogenannten Low-Carb-Diäten werden diese Bestandteile komplett verbannt. Andere Diätmethoden wiederum fordern eine hohe Aufnahme von Ballaststoffen, ganz besonders in Form von Kleie. Tatsache ist: Obwohl Ballaststoffe unerlässlich sind, sollten Sie von Kleie oder Kleieflocken absehen, da diese oft viel zu rau für den Verdauungstrakt sind. Sie verhindern zudem die Aufnahme von anderen Nährstoffen und verursachen eine Überreizung des Darms. Die besten Ballaststoffe liefern immer noch Obst und Gemüse. Lassen Sie Kleieprodukte also im Supermarktregal stehen.

Vollkornprodukte (wie z. B. Natur- und Wildreis, Bulgur und Gerste) und Hülsenfrüchte (wie z. B. Kichererbsen, Sojabohnen und Linsen) sind fantastische fettarme Lieferanten von Ballaststoffen. Ihr Verzehr fördert die Gesundheit des Verdauungstrakts und hilft, die Dickdarminnenwand zu schützen. Auch liefern sie Energie und regulieren die Blutfettwerte.

NÜSSE UND SAMEN

Die meisten Nüsse und Samen sind reich an gesunden Fetten und Protein. Trotzdem sollte man sie in Maßen verzehren, da sie oft sehr kalorienreich sind.

PROTEIN

Protein benötigen wir für das Wachstum der Zellen und deren Wiederherstellung. Proteinhaltige Lebensmittel stellen einen wichtigen – aber auch relativ kleinen – Bestandteil unserer Diät dar. Man findet Protein in vielen Nahrungsmitteln wie Fisch, Geflügel, Wild, Milchprodukten, Ei, Bohnen, Linsen, Nüssen, Getreide und Tofu. Einige dieser Nahrungsmittel haben einen hohen Fett- bzw. Cholesteringehalt, können aber bei geeigneter Zubereitung in Maßen genossen werden.

Fleisch, Geflügel und Wild

Bei der Zubereitung dieser Fleischprodukte sollten Sie beachten, dass Sie das Fett entfernen. Bei Geflügel entfernen Sie auch die Haut. Garen Sie Fleisch so, dass der Fettgehalt reduziert und nicht erhöht wird. In den entsprechenden Rubriken in diesem Buch finden dazu Sie eine Vielzahl an Kochtipps. Nehmen Sie möglichst naturbelassene Zutaten statt Fertiggerichten, die viele unerwünschte Zusatzstoffe enthalten – darunter häufig Salz und Zucker. Vermeiden Sie panierte und fertig marinierte Fleischprodukte. Kaufen Sie lieber Bio- und Freilandprodukte.

Fisch und Meeresfrüchte

Diese haben im Allgemeinen einen niedrigeren Fettgehalt im Vergleich zu Fleisch, Geflügel und Wild. Kaufen Sie trotzdem möglichst frische und naturbelassene Exemplare und verzichten Sie auf Fertiggerichte, Paniertes und Mariniertes. Fisch in Dosen (obwohl manchmal nicht so nahrhaft) eignet sich ebenfalls gut als Diätkost. Achten Sie darauf, dass die Produkte kein Öl oder unerwünschte Zusatzstoffe enthalten.

Sonstige Proteinlieferanten

Abgesehen von Tierfleisch gibt es eine Vielzahl an Proteinlieferanten. Eier als hervorragende Eiweiß-Quelle sollten wegen ihres hohen Cholesteringehalts höchstens ein- bis zweimal pro Woche verzehrt werden. Tofu und andere Sojaprodukte sind ebenfalls gute vegetarische Proteinlieferanten, ebenso viele Bohnenarten.

MILCHPRODUKTE

Achten Sie darauf, dass Sie nur fettarme Milch- und Käseprodukte kaufen. Obwohl Milchprodukte gute Protein- und Calcium-Quellen sind, haben sie einen hohen Gehalt an gesättigten Fettsäuren.

GETRÄNKE UND AROMEN

Unter allen Nahrungsmittelkategorien sind es ausgerechnet die Getränke und Aromen, die für den Erfolg Ihres Gewichtsreduktionsplans ausschlaggebend sein können, denn diese enthalten häufig versteckte Kalorien, Zucker und ungesunde Zusatzstoffe. Wenn Sie viel Tee, Kaffee oder Cola trinken, nehmen Sie viel Koffein zu sich, das dem Körper hochwertige Mineralien wie z. B. Magnesium entzieht und außerdem die Fähigkeit des Körpers beeinträchtigt, Vitamine zu absorbieren. Lesen Sie das Kapitel über Getränke (ab Seite 113), um herauszufinden, welche Getränke keine nutzlosen Kalorien bringen und den Flüssigkeitshaushalt des Körpers ausgleichen. Diese Getränke fördern die Körperfunktionen und sorgen zudem insbesondere für die Gesundheit des Verdauungssystems.

Alle Lebensmittelprodukte, mit Ausnahme der naturbelassenen Nahrung, werden zwangsläufig mit Aromastoffen versetzt. Selbst relativ schlichte und gesunde Produkte wie ein Laib Brot oder eine Dose gebackene Bohnen enthalten Salz und Zucker. Während jeder Mensch, der Gewicht reduzieren möchte, den Grund kennt, warum er Zucker vermeiden soll, ist offensichtlich die Tatsache, dass Salz ebenfalls ein Problem darstellt, weniger bekannt. Abgesehen davon, dass zu viel Salz im Speiseplan mit einem erhöhten Risiko für hohen Blutdruck, Schlaganfall und Herzkrankheiten in Zusammenhang gebracht wird, trägt Salz zur Einlagerung von Wasser im Körper und zu Blähungen bei.

Sie können sich aber vom Heißhunger auf Salz und Zucker entwöhnen. Versuchen Sie, die Salzbzw. Zuckermenge auf dem Teller und beim Kochen nach und nach zu verringern. Sie werden überrascht sein, wie schnell Ihre Geschmacksnerven sich umstellen. Ab Seite 119 bieten wir Alternativen zu Salz und Zucker sowie eine große Auswahl an Aromen an. Diese sind nicht nur schmackhaft, sondern fördern die Gewichtsreduktion ebenso wie Ihre Gesundheit.

WAS WIRKLICH FUNKTIONIERT

Wir haben überlegt, wie Sie Nahrungsmittel aus den oben beschriebenen Gruppen in Ihren Ernährungsplan integrieren können. Dieses Buch verfolgt sieben vielfach bewährte Kriterien zur Gewichtsabnahme: fettarm, kohlehydratarm, niedriger GI-Wert gekoppelt mit niedrigem GL-Wert, kalorienarm, kilojoulearm und entgiftend. Für jedes der 100 Nahrungsmittel in diesem Buch verraten Ihnen die Symbole am Kopf der Seite auf einen Blick, welche Nahrungsmittel sich für welche Diätmethode eignen. Die Legende im Inhaltsverzeichnis erklärt die Symbole. Viele der hier vorgestellten Nahrungsmittel weisen alle sieben Symbole auf. Das bedeutet, dass es sich um perfekte diätische Lebensmittel handelt! Die Symbole zeigen ebenfalls, welche Nahrungsmittel weizen-, gluten- bzw. laktosefrei sind.

FETTARM

Fette müssen wir auf jeden Fall in unsere Ernährung einbeziehen. Wohlgemerkt: in kleinen Mengen und nur die richtige Sorten. Man unterschei-

TOP-TEN-TIPPS ZUR GEWICHTSABNAHME

- Meiden Sie verarbeitete Lebensmittel und Fertiggerichte. Bevorzugen Sie einfache, frische und naturbelassene Zutaten.
- Trinken Sie acht Gläser Wasser täglich (einige davon können Sie durch Kräutertee ersetzen), um eine träge Verdauung anzuregen und eingelagerte Giftstoffe auszuspülen.
- Schränken Sie die Größe der Portionen ein – mit Ausnahme von Gemüse. Davon können Sie essen, so viel Sie wollen.
- Sollten Sie zwischen den Mahlzeiten Hunger verspüren, lassen Sie Schokolade oder Kekse links liegen. Essen Sie eine Banane oder anderes Obst, Haferkekse mit Hummus, Rohkost mit Dip aus Hüttenkäse oder fettarmen Bio-Joghurt.
- Investieren Sie in einen Schrittzähler und lassen Sie Ihre Schritte zählen – versuchen Sie, 10 000 Schritte pro Tag zu schaffen.
- Schenken Sie Ihrem Essen Ihre ganze Aufmerksamkeit. Essen Sie langsam, im Sitzen, weder im Gehen noch beim Fernsehen.
- Wenn Sie sich aufgebläht fühlen, kann es sich um eine Lebensmittel-Unverträglichkeit handeln. Streichen Sie das verdächtige Nahrungsmittel von Ihrem Speiseplan, um so den Auslöser zu ermitteln. Bei Beschwerdefreiheit können Sie zu Ihrem üblichen Speiseplan (minus Auslöser) zurückkehren. Die häufigsten Auslöser sind Weizen, Milchprodukte, Zitrusfrüchte und Eier.
- Verwöhnen Sie Ihre Haut regelmäßig mit einer tonisierenden Bürstenmassage.
- Führen Sie ein Ernährungs- und Gewichtsabnahme-Tagebuch, um sich zu motivieren und eventuelle Probleme zu ermitteln.

det zwei Grundtypen von Fetten – ungesättigte und gesättigte. Gesättigte Fette findet man hauptsächlich in tierischen Produkten wie beispielsweise Fleisch, Butter, Sahne und Käse. Sie können aber auch oft versteckt in verarbeiteten Lebensmitteln vorkommen (in Form der sogenannten Transfettsäuren). Gesättigte Fette bedeuten nicht nur unnütze, überflüssige Kalorien, sondern können sogar gesundheitsschädlich sein: Sie werden mit einem erhöhten, „schlechten" LDL-Cholesterinspiegel im Blut und mit Herzerkrankungen in Verbindung gebracht. Dagegen sind ungesättigte Fette, darunter die essenziellen Fettsäuren, gesundheitsfördernd. Sie sind für uns lebenswichtig und können tatsächlich das LDL-Cholesterin bekämpfen. Wir finden sie in Pflanzenölen, fettreichen Fischen, Olivenöl, Nüssen und Avocados. Trotzdem muss man die Aufnahme von allen Fetten bewusst einschränken, um erfolgreich abzunehmen.

KOHLEHYDRATARM

Kohlehydrate sind lebenswichtige Energiespender. Leider nimmt man in unserer Ernährung zu viele davon in Form von Zucker auf, meistens in Leckereien wie Schokolade oder Limonaden, die unserem Körpersystem einen sehr kurzen Energieschub geben, der schnell verklingt und uns ausgelaugt, hungrig oder sogar deprimiert zurücklässt. Kohlehydrate neigen auch dazu, viele Kalorien, aber kaum Nährstoffe zu haben. Wir setzen Pfunde an, ohne jeglichen Nährwert bekommen zu haben! Dagegen sind langsam wirkende komplexe Kohlehydrate wie z. B. in Reis, Hafer und Gerste ideal für Menschen, die Diät halten – trotz ihres oft hohen GI-Wertes. Diese Lebensmittel geben ihre Energie zeitverzögert ab und halten somit lange satt. Sie lassen zudem den Blutzuckerspiegel nicht wie bei einer Achterbahn hoch- und runterschnellen.

Als Bonus setzen viele dieser komplexen Kohlehydrate das fettverbrennende Hormon Glucagon frei. Sie liefern obendrein Ballaststoffe, die für eine gute Verdauung lebenswichtig sind.

NIEDRIGER GI- UND GL-WERT

GI steht für den Begriff Glykämischer Index. Er ist ein Maß zur Bestimmung der Schnelligkeit, mit der der Kohlehydratanteil einzelner Nahrungsmittel verdaut wird. Nahrungsmittel mit hohem GI-Wert werden schnell verdaut. Dabei erhöht sich der Spiegel des Blutzuckers (ein Produkt der Verdauung) entsprechend schnell, ein Vorgang, der wiederum eine Insulinausschüttung auslöst. Insulin verwandelt den im Moment nicht verbrauchten Blutzucker in Fett, das in den Zellen gelagert wird. Der Blutzuckerspiegel wird

gesenkt, was wiederum Heißhunger auf noch mehr Essen mit hohem GI auslöst. So entsteht ein fataler Teufelskreis, wobei sich Fetteinlagerung und Heißhunger abwechseln.

Bei Nahrungsmitteln mit niedrigem GI jedoch werden die Kohlehydrate langsam abgebaut. Der Blutzucker wird nur allmählich freigesetzt. So bleibt der Blutzuckerspiegel stabil. Ein lang anhaltendes Sättigungsgefühl setzt ein, das Heißhungerattacken und Essanfällen vorzubeugen hilft.

GL steht für den Begriff Glykämische Last. GL stellt eine Erweiterung des Glykämischen Index dar und sagt nicht nur aus, wie schnell die Blutzuckerreaktion in der Blutbahn ansetzt, sondern definiert auch die Höhe des Kohlehydratanteils in einzelnen Nahrungsmitteln. Ein Nahrungsmittel kann z. B. einen hohen GI-Wert haben, tatsächlich aber nur wenig Kohlehydrate enthalten. Das Ergebnis: Die Auswirkung auf den Blutzuckerspiegel ist tatsächlich geringer, als durch den GI angezeigt wird. Das ist insbesondere der Fall bei vielen Obstsorten. Fazit: Ein geringer GL-Wert ist eher maßgeblich und deshalb wünschenswert.

KALORIEN- UND KILOJOULEARM

Eine Kalorie ist eine Maßeinheit für Energie. Der Körper verwandelt die Kalorien, die in Nahrungsmitteln enthalten sind, in Energie. Eine Kalorie entspricht 4184 Joule. Ein kalorienarmes Nahrungsmittel ist gleichzeitig kilojoulearm. Kalorienarme Diätformen waren einst die einzige Möglichkeit abzunehmen. Viele Menschen fanden diese Diäten jedoch recht schwierig, weil sie kompliziertes Abwiegen und Berechnen erforderten. Heutzutage werden Kalorien meistens nur noch als grobe Richtlinie für die Gewichtsabnahme in Verbindung mit anderen Methoden eingesetzt. Vorsicht ist aber bei vielen kalorienarmen Diätprodukten geboten. Sie können andere ungesunde Zutaten enthalten. Das gilt insbesondere für Fertiggerichte.

ENTGIFTENDE LEBENSMITTEL

Gewisse Nahrungsmittel üben eine entgiftende Wirkung auf einzelne Organe im menschlichen Körper aus – insbesondere auf die Leber, die Nieren und den Verdauungstrakt, die alle zusammen die schwierigste Arbeit der Verdauung und des Stoffwechsels erledigen. Wenn diese Organe optimal funktionieren, verbessert sich der Verdauungsprozess sowie die Aufnahme und Verwertung der Nährstoffe. Das wird sich nicht nur auf der Waage bemerkbar machen, sondern auch an Haut, Haaren, Augen und einem gesteigerten Wohlbefinden.

Die meisten Obst- und Gemüsesorten weisen eine kraftvoll entgiftende Wirkung auf, da sie höchst wirksame Antioxidantien enthalten, die zusammenwirken, um Ihr Wohlbefinden während der Gewichtsreduktion zu fördern. Eine eintägige Entgiftungskur mit Obst und Obstsäften wäre eine großartige Methode, Ihre Diät anzukurbeln. Für solche Kuren müssen Sie einen Entsafter kaufen. Küchenmaschinen oder Mixer sind ohne einen entsprechenden Spezialaufsatz weniger geeignet. Entsafter sind leicht erhältlich und preiswert. Durch Entsaften gelangt man auf optimale Art und Weise an Vitamine, Mineralien und Enzyme. Außerdem ist es einfacher, ein Glas Karottensaft zu trinken, als sich durch ein Pfund Möhren zu knabbern …

UNVERTRÄGLICHKEITEN

Einige Nahrungsmittel, insbesondere Weizen, Gluten und Milchprodukte, sind für einige Menschen unverträglich. Zu den Symptomen gehören Blähungen, Wassereinlagerungen und sogar Gewichtszunahme – das Letzte, was ein Mensch, der Diät hält, braucht. Wenn Sie z. B. eine Weizenunverträglichkeit vermuten, streichen Sie für eine oder zwei Wochen Weizen und alle Weizenprodukte aus Ihrem Ernährungsplan (die sogenannte Eliminationsdiät), um festzustellen, ob sich eine Besserung einstellt. Bei Verdacht auf Glutenintoleranz meiden Sie alle glutenhaltigen Nahrungsmittel (Weizen und Weizenprodukte, Gerste, Roggen und Hafer). Dasselbe gilt bei Laktoseintoleranz (Milch, Butter, Käse und alle Laktoseprodukte).

Dieses Buch bietet eine große Auswahl an weizen-, gluten- und laktosefreien Lebensmitteln. Schauen Sie einfach auf die Symbole!

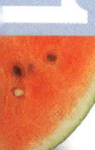

Wassermelone

NÄHRSTOFFE
Vitamine B5, C, Betacarotin, Folsäure; Calcium, Kalium, Magnesium, Phosphor

Die schmackhafte Frucht besteht tatsächlich zu 92 Prozent aus Wasser und wirkt positiv auf den Flüssigkeitshaushalt.

Wassermelonen haben aufgrund ihres hohen Wasseranteils zwar einen hohen GI-Wert (72), dafür aber einen niedrigen GL-Wert (10). Sie sind kalorien- und natriumarm sowie praktisch fettfrei. Wegen ihres hohen Vitamin-C-Gehalts eignen sie sich als Diätkost. Da die Kerne essenzielle Fettsäuren und Protein enthalten, sollte man auf keinen Fall auf sie verzichten.

> Vitamin C und Beta-carotin der Wasser-melone schützen vor vorzeitiger Hautalterung.

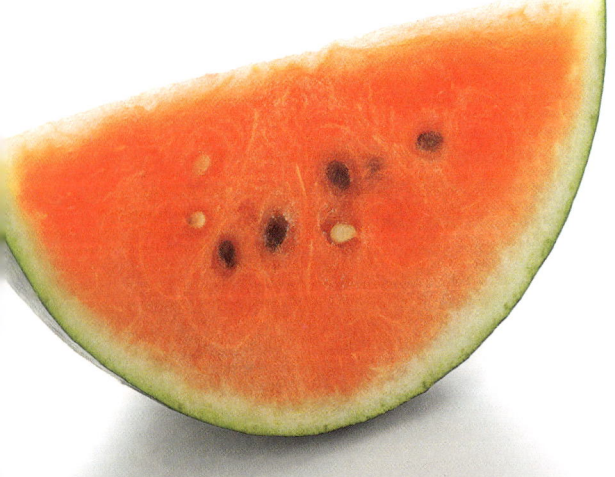

TROPICANA-COCKTAIL

400 g Wassermelone
400 g Ananas

Wassermelone und Ananas schälen. Wassermelonenkerne aufheben. Das Fruchtfleisch in Stücke schneiden und samt Kernen in den Entsafter geben und entsaften. Den Saft pur oder mit Mineralwasser ver-dünnt trinken.

002

Ananas

Die süße und duftende Frucht verbessert die Proteinverdauung und entgiftet den Darm.

Ananas enthält das Enzym Bromelain, das die Proteinverdauung auf ähnliche Weise wie Papain (in der Papaya) begünstigt. Sie entschlackt und stimuliert das Verdauungssystem und senkt den Cholesterinspiegel. Ob pur oder in Kombination mit Äpfeln oder Bananen – frisch gepresster Ananassaft ist mit nichts zu vergleichen.

NÄHRSTOFFE

Vitamin C, Betacarotin, Folsäure; Calcium, Kalium, Phosphor; Bromelain

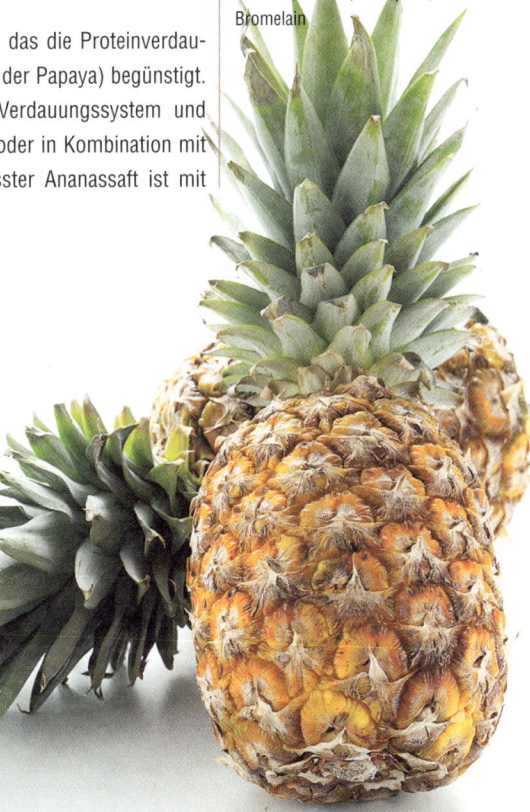

ANANASSALAT

1 große Ananas
1 Mango
1 Papaya
1 Handvoll Himbeeren

Ananas halbieren und aushöhlen. Eine halbe Schale dabei ganz lassen. Fruchtfleisch von Ananas, Mango und Papaya in Stücke schneiden und mit Himbeeren vermischen. In die ausgehöhlten Ananashälften geben und servieren.

Kiwi

NÄHRSTOFFE
Vitamin C, Betacarotin; Calcium,
Eisen, Kalium, Magnesium,
Phosphor; Flavonoide; Ballaststoffe

Kiwis sind ein fantastisches Mittel gegen Wassereinlagerungen.

Dank ihrer Ballaststoffe entgiften Kiwis den Darm auf höchst
effektive Weise und verbessern das Verdauungs- und Immunsystem. Sie spülen überschüssiges Natrium aus dem Körper
und fördern so den Ausgleich des Wasser-
haushalts in den Zellen und senken
gleichzeitig zu hohen Blutdruck.

KIWI-JOHANNISBEEREN-JOGHURT

4 Kiwis
225 g rote Johannisbeeren,
Stängelansätze entfernt
2 TL Honig
400 g fettarmer Bio-Joghurt

Kiwis schälen, in Stücke
schneiden und mit den Johannisbeeren, dem Honig und dem
Joghurt vermischen. In Glas-
schälchen servieren.

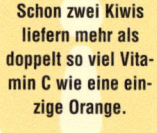

**Schon zwei Kiwis
liefern mehr als
doppelt so viel Vita-
min C wie eine ein-
zige Orange.**

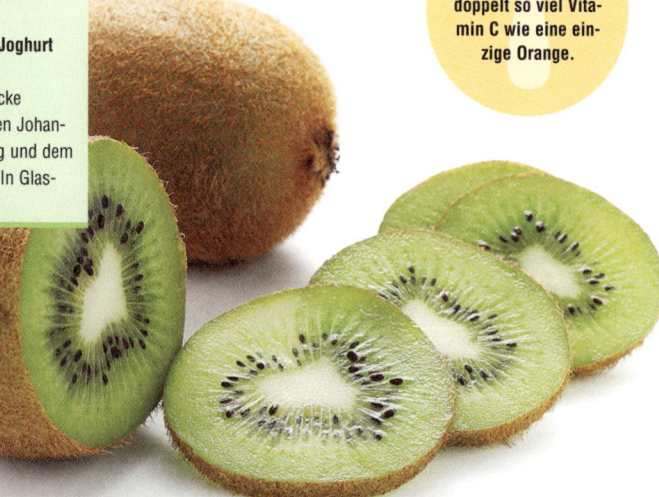

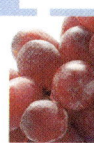

Trauben

Entgiftend und zuckersüß sind Trauben eine ideale Alternative bei Heißhungerattacken auf Süßes.

Trauben sind voller hochwirksamer Antioxidantien, die Leber, Nieren und Verdauungssystem entgiften. Zudem haben sie sanft abführende Eigenschaften. Trotz ihres hohen Gehalts an natürlichem Zucker und des folglich hohen GI-Werts eignen sie sich als gehaltvolle Diätkost. Schon 12 bis 15 Trauben sind ein leckeres Dessert oder eine gesunde Zwischenmahlzeit.

Legen Sie zur Entgiftung einen Traubentag ein. Trinken Sie dabei viel Wasser – mindestens acht große Gläser.

NÄHRSTOFFE

Vitamine B1, B2, B3, C; Calcium, Eisen, Kalium, Kupfer, Magnesium, Phosphor, Zink; Flavonoide

TRAUBEN-PFLAUMEN-SAFT

**250 g rote Trauben
7 oder 8 Pflaumen, entsteint**

Fruchtfleisch in den Entsafter geben und entsaften. Umrühren und sofort trinken.

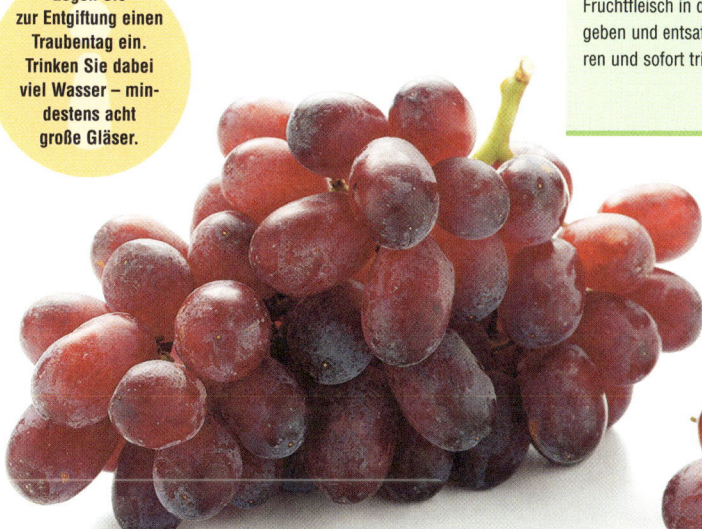

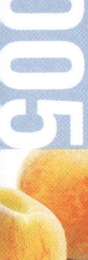

Pfirsich

NÄHRSTOFFE
Vitamine B3, C, Betacarotin,
Folsäure; Calcium, Eisen, Kalium,
Magnesium, Phosphor, Zink;
Flavonoide

Pfirsiche sind ideal für die Entgiftung, da sie Verdauungstrakt, Nieren und Blase entschlacken.

Pfirsiche und Nektarinen sind köstlich süße Früchte mit stark entgiftenden Eigenschaften. Obwohl sanft harntreibend und abführend, sind sie dennoch leicht verdaulich, da sie eine wesentlich weichere Konsistenz als ballaststoffreiche Abführmittel aus Getreidefasern haben. Das im Pfirsich enthaltene Mineral Bor gleicht den Hormonhaushalt aus und dämpft den Heißhunger auf Süßes, der oft als Symptom bei PMS auftritt.

PFIRSICHSALAT

100 g Buschbohnen
2 große Pfirsiche, in Stücken
8 Radieschen, in Scheiben
40 g Haselnüsse
eine Handvoll Senfgrün und
**   Brunnenkresse**
2 TL Olivenöl
4 TL Orangensaft
2 TL Sojasauce

Buschbohnen 1 Minute blanchieren und abtropfen lassen. Mit Pfirsichen, Radieschen, Nüssen, Senfgrün und Brunnenkresse in einer Schüssel vermischen. Öl, Saft und Sojasauce verrühren, über den Salat geben und servieren.

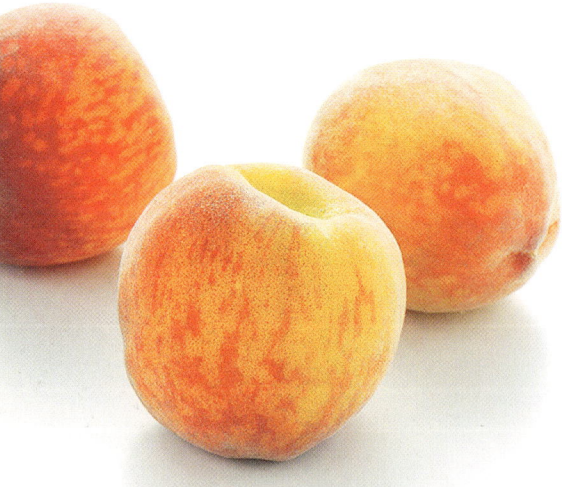

900

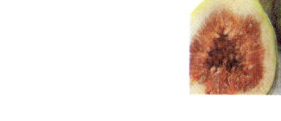

Feige

Die ballaststoffreiche Feige ist als Abführmittel bekannt, da sie eine träge Verdauung anregt.

Aufgrund eines hohen Gehalts an natürlichem Fruchtzucker weist die Feige – insbesondere als Trockenfrucht – einen hohen GI auf. In Maßen genossen ist sie dennoch eine Bereicherung für jeden Ernährungsplan. Ihr Ballaststoffreichtum ist förderlich für die Darmgesundheit, insbesondere bei einer trägen Verdauung. Feigen eignen sich hervorragend als Zwischenmahlzeit, bei der das Verlangen nach Süßem ganz fettfrei gestillt wird.

NÄHRSTOFFE

Vitamin C, Betacarotin, Folsäure; Calcium, Eisen, Kalium, Phosphor; Ballaststoffe; Tryptophan

Tryptophan, das man auch in Bananen findet, fördert einen ruhigen Schlaf.

FEIGEN MIT SCHINKEN

**8 reife Feigen
8 Scheiben Parma-Schinken**

Feigen halbieren und auf einem Teller zusammen mit dem Parma-Schinken anrichten. Mit 1 Schnitte Pumpernickel, Roggen- oder Vollkornbrot pro Person servieren.

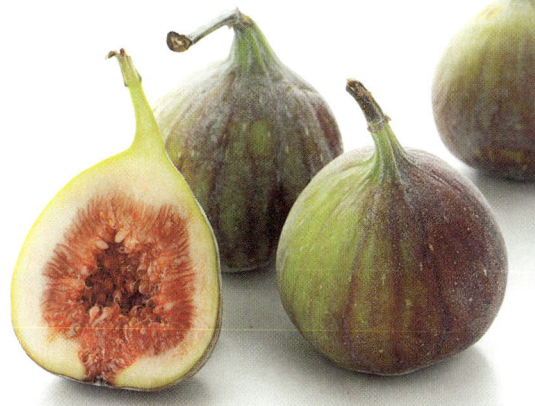

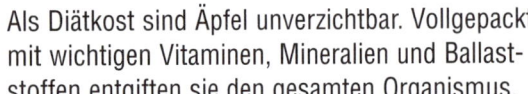

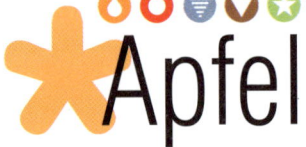

Äpfel

ZOO

NÄHRSTOFFE

Vitamin C, Betacarotin, Folsäure; Calcium, Kalium, Magnesium, Phosphor; Apfelsäure; Pektin

WISSENSWERTES ÜBER ÄPFEL

- Äpfel wirken entzündungshemmend bei verschiedenen Krankheiten, wie beispielsweise Rheumatismus und Erkrankungen der Atemwege.
- Verwenden Sie nur reife Äpfel, keine, die zu früh gepflückt wurden, um die Haltbarkeit zu verlängern. Nur natürlich ausgereifte Exemplare entfalten ihren optimalen Nährwert. Vor Verzehr immer gründlich waschen – auch bei Bio-Ware.
- Äpfel sollten baldmöglichst nach dem Kauf verzehrt werden. Kühl und ohne direkte Sonnenstrahlung lagern.
- Verwerten Sie Haut und Kerne beim Entsaften – diese enthalten viele wertvolle Nährstoffe.

Als Diätkost sind Äpfel unverzichtbar. Vollgepackt mit wichtigen Vitaminen, Mineralien und Ballaststoffen entgiften sie den gesamten Organismus.

Dank des hohen Gehalts an Pektin, einem löslichen Ballaststoff, der die Peristaltik begünstigt, helfen Äpfel dem Organismus, Giftstoffe aus dem Darm auszuschwemmen, und halten den Verdauungstrakt gesund. Außerdem enthalten Äpfel Enzyme, die den Verdauungsprozess verbessern, sowie Apfelsäure, die den Abbau von Fettgewebe fördert. Apfelsäure soll auch die Ausscheidung von Giftstoffen, die Cellulite verursachen, begünstigen. Darüber hinaus wird vermutet, dass Äpfel viele unangenehme Symptome des Reizdarmsyndroms lindern.

GEFÜLLTE ÄPFEL

4 große süße Äpfel, Kerngehäuse entfernt
8 getrocknete Aprikosen
100 g Rosinen
400 ml ungesüßter Apfelsaft

Äpfel an der Seite leicht einritzen, damit sie im Backofen nicht platzen, und auf ein flaches Backblech legen. Trockenaprikosen zerhacken, mit Rosinen vermischen und in die entkernten Äpfel geben. Den Saft über die gefüllten Äpfel träufeln und in einem auf 180 °C vorgeheizten Backofen 45 Minuten backen.

Um ein eintägiges Entgiftungsprogramm durchzuführen, essen Sie nur Äpfel und trinken dabei acht große Gläser Wasser. Für die tägliche Gewichtsreduktion nehmen Sie Äpfel als Teil des Frühstücks zu sich – entweder als Teil eines Obstsalats oder in Kombination mit fettarmem Bio-Joghurt.

Äpfel begünstigen die Beseitigung von Hautunreinheiten und lassen die Haut erstrahlen.

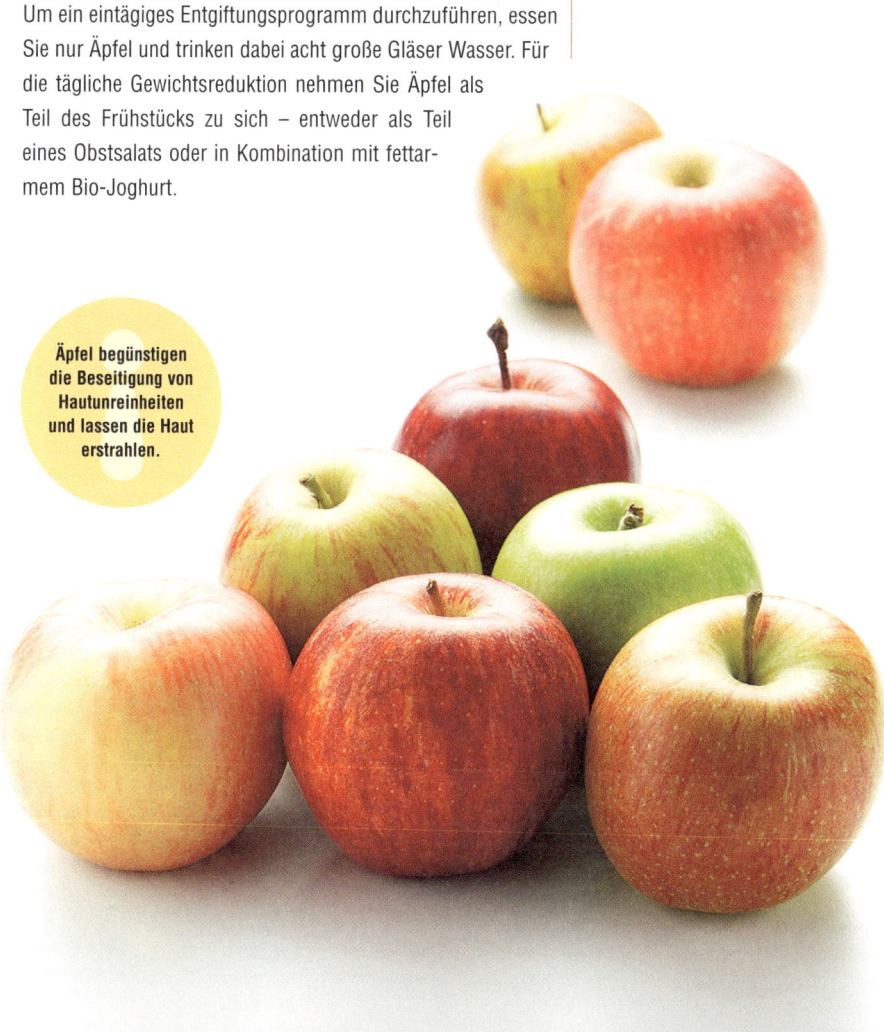

Aprikose

Die kalorienarmen Früchte eignen sich ideal als Snack oder zum Süßen von Gerichten.

Aprikosen wirken entgiftend auf das Verdauungssystem und begünstigen die Ausscheidung von Abfallprodukten des Organismus. Sie haben auch antioxidative Eigenschaften und fördern dadurch die Resistenz des Körpers gegen Infektionen und Erkrankungen. Sie sind außerdem leicht abführend und lindern PMS und Menstruationsschmerzen.

Getrocknete Aprikosen sind ausgezeichnete Eisenlieferanten.

APRIKOSEN-BANANEN-EISCREME

2 Bananen, geschält
6 reife Aprikosen
500 g fettarmer Bio-Joghurt
1 TL Honig (nach Belieben)

Bananen und Aprikosen grob zerstückeln und mit dem Joghurt im Mixer fein pürieren. Die Masse unter gelegentlichem Rühren 4 Stunden einfrieren. Nach Belieben mit Honig süßen.

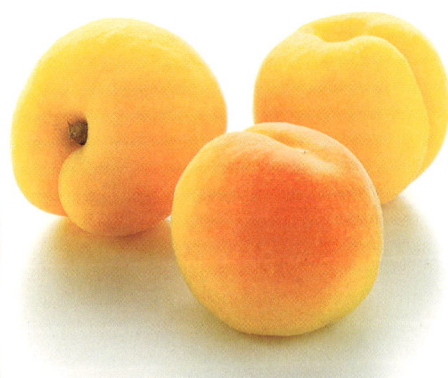

Zuckermelone

Ihr hoher Wasseranteil macht sie schnell verdaulich, sie wirkt entgiftend und rehydrierend.

Wie die Wassermelone weist die Zuckermelone einen relativ hohen GI-, aber niedrigen GL-Wert auf. Schon eine Scheibe eignet sich ideal als Diätkost und wirkt obendrein gegen Blähungen. Der süße, duftende Saft, insbesondere der von Galia- oder Ogen-Melonen, ergibt eine ausgezeichnete Basis für selbstgepresste Fruchtsäfte. Wegen des süßen Geschmacks sind Zuckermelonen eine hervorragende Alternative zu Süßigkeiten bei plötzlichen Heißhungerattacken.

NÄHRSTOFFE

Vitamine C, E, Betacarotin, Folsäure; Calcium, Eisen, Kalium, Magnesium, Phosphor, Zink

MELONE MIT SALATGURKE

- 2 Zuckermelonen, entkernt und geschält
- 1 Salatgurke, geschält und gehackt
- 1 Handvoll frische Minzblätter
- 2 EL Orangensaft

Die Melonen in Scheiben schneiden und auf einem Teller garnieren. Salatgurke, Minze und Orangensaft über die Melonen geben.

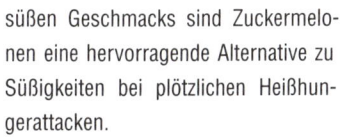

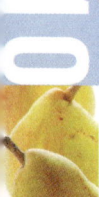

Birne

NÄHRSTOFFE
Vitamin C, Betacarotin, Folsäure; Calcium, Eisen, Kalium, Magnesium, Phosphor, Zink; Pektin

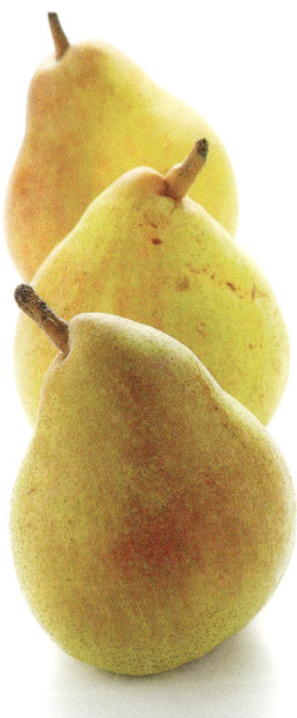

Die Birne – einer der stärksten Entgifter – enthält Pektin, einen löslichen Ballaststoff.

Birnen wirken abführend, harntreibend und fördern die Gesundheit des Darmtrakts. Sie sind außerdem reich an Jod, das die Schilddrüsenfunktion begünstigt. Ein „Birnen-Tag" – der nur aus dem Verzehr von Birnen und dem Trinken von acht Gläsern Wasser besteht – eignet sich hervorragend zur Entgiftung und wirkt gegen Heißhunger. Birnen sind das ganze Jahr über erhältlich. Härtere Sorten passen gut zu Herzhaftem, süßere, saftigere Sorten eignen sich eher für Säfte und Desserts.

VANILLE-BIRNEN

½ Vanilleschote
4 mittelgroße Birnen, geschält, entkernt und in Scheiben
20 Sultaninen, 1 Stunde in Wasser eingeweicht
300 ml Wasser
4 EL fettarmer Bio-Joghurt

Vanilleschote mit einem scharfen Messer längs durch die Mitte halbieren und das Mark ausstreichen. Alle Zutaten außer dem Joghurt in einem Topf 20 Minuten köcheln lassen, bis die Birnen durchgegart sind. Vanilleschote entfernen und Birnen auf einem Teller anrichten. Kochsud über die Birnen geben und mit Joghurt servieren. Ergibt ein schmackhaftes Frühstück oder Abendessen.

Mango

Sie wirkt entschlackend und schmeckt delikat.

Mangos wirken entgiftend und höchst wohltuend auf das Verdauungssystem. Sie sind reich an Antioxidantien, auch an Vitamin E, das üblicherweise nicht in Obst enthalten ist. Somit ist die Mango einer der stärksten Entzündungshemmer. Sie wirkt außerdem entgiftend, da sie Toxine aus Blut und Nieren ausschwemmt.

Die Nährstoffe der Mango wirken besonders positiv auf Haut und Haare.

NÄHRSTOFFE
Vitamine B3, C, E, Betacarotin; Calcium, Eisen, Kalium, Magnesium, Zink; Flavonoide

MANGO-CHUTNEY

1 reife Mango, geschält und entsteint
1 Frühlingszwiebel
1 rote Paprika, entkernt
1 EL Petersilie, frisch gehackt
2 EL Limettensaft
2 EL Olivenöl

Mango, Zwiebel und Paprika fein zerhacken und in eine Schüssel geben. Petersilie dazugeben und alles gut vermischen. Limettensaft und Öl dazugeben und 2 Stunden marinieren lassen. Zu gegrilltem Fisch servieren.

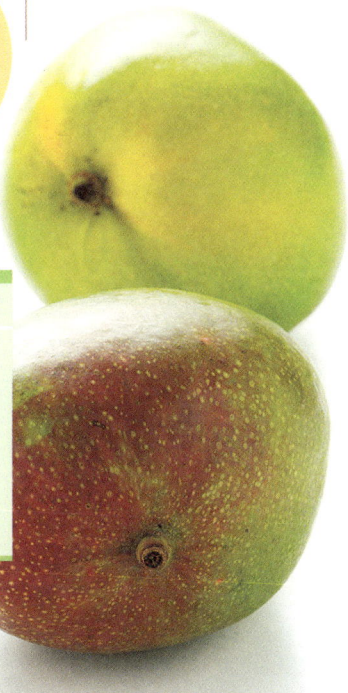

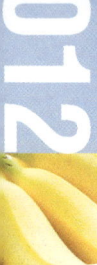

Banane

NÄHRSTOFFE
Vitamine B6, C, K, Betacarotin, Folsäure; Calcium, Eisen, Kalium, Magnesium, Phosphor, Zink; Ballaststoffe; Protein; Tryptophan

Bananen sind eine geeignete Diätkost, weil sie ihre Energie über einen längeren Zeitraum abgeben.

Im Vergleich zu anderen Obstsorten sind Bananen recht kalorienreich und haben aufgrund ihrer Süße einen hohen GI. In Maßen verzehrt sind sie jedoch ideal als Diätkost, weil sie den Energiehaushalt stabilisieren und das gesundheitsschädliche LDL-Cholesterin bekämpfen. Zudem sind sie fettarme Proteinlieferanten. Ihr hoher Gehalt an Ballaststoffen wirkt entgiftend und leicht abführend.

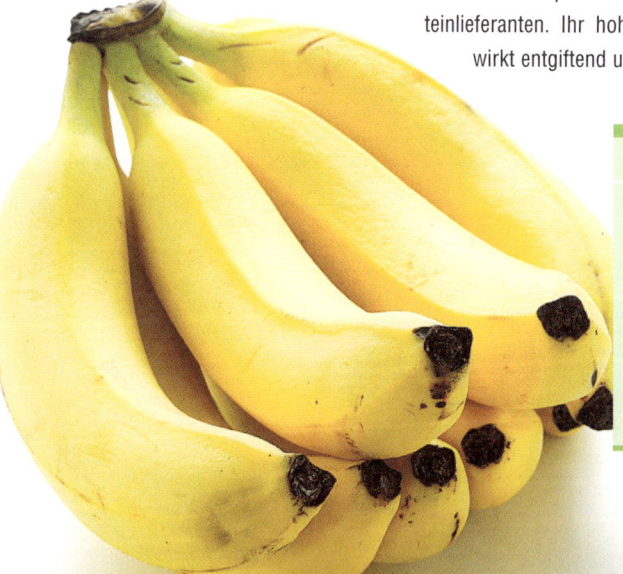

BANANEN AM STIEL

4 reife Bananen, geschält
4 Eisstiele
Honig, zum Wälzen
4 EL Nüsse, zerkleinert

Bananen auf die Eisstiele spießen. Zuerst im Honig, dann in den Nüssen wälzen. 1 Stunde einfrieren.

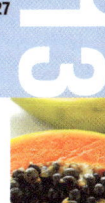

Papaya

Die exotische süße Köstlichkeit entgiftet und besänftigt den gesamten Verdauungstrakt.

Papayas sind hochwirksame Entgifter, stärken das Immunsystem und schützen vor Herz-Kreislauf-Erkrankungen, weil sie Ablagerungen an den Gefäßwänden vorbeugen. Sie enthalten sowohl Papain, ein Enzym mit eiweißspaltender Wirkung, als auch Ballaststoffe und fördern somit die Gewichtsreduktion. Ihr hoher Antioxidantiengehalt wirkt entzündungshemmend und schützt vor vorzeitigem Altern.

NÄHRSTOFFE

Vitamin C, Betacarotin; Calcium, Eisen, Kalium, Magnesium, Phosphor, Zink; Papain

TROPISCHER OBSTSALAT

1 Papaya, geschält, entkernt und
   grob zerkleinert
1 Mango, geschält, entsteint und
   grob zerkleinert
2 Scheiben Ananas, in Stücken
2 Passionsfrüchte, Fruchtfleisch
   herausgelöst
2 EL Orangensaft

Papaya, Mango und Ananas in eine Schüssel geben. Passionsfruchtfleisch mit dem Saft vermischen und über den Salat geben.

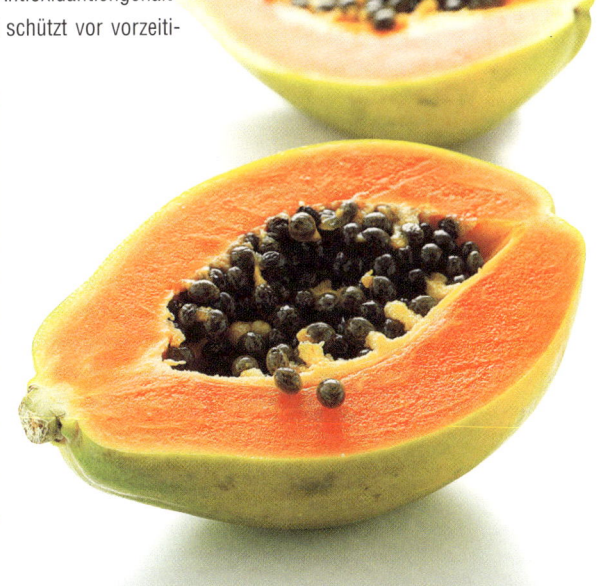

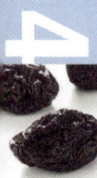

Trockenpflaumen

NÄHRSTOFFE
Vitamine C, E, Betacarotin,
Folsäure; Calcium, Kalium, Magne-
sium, Phosphor; Ballaststoffe

Als natürliches Abführmittel bekannt, fördern sie das Wohlbefinden des Darmtrakts.

Bei Verstopfung wirken Trockenpflaumen wohltuender als andere ballaststoffhaltige Laxativa. Sie fördern außerdem die Leberfunktion und die Senkung des Cholesterinspiegels. Ihre löslichen Ballaststoffe verlängern das Sättigungsgefühl und befördern so die Gewichtsabnahme. Übertreiben Sie es aber nicht! Sobald die Verdauung wieder in Ordnung ist, sollten Sie Ihre Ernährung mit viel frischem Obst und Gemüse ausgewogen gestalten.

TROCKENPFLAUMEN IN FRÜCHTETEE

2 Orangen (unbehandelt)
2 Zitronen (unbehandelt)
2 Zimtstangen
225 g Trockenpflaumen, entsteint
4 Beutel Früchtetee (z. B.
Zitronen- oder Ingwertee)

Orangen und Zitronen ungeschält in Scheiben schneiden
und mit dem Zimt in eine
Pfanne geben. Mit Wasser aufkochen und köcheln lassen, bis
die Hälfte des Wassers ver-
dunstet ist. Pflaumen dazugeben, kurz aufkochen und von
der Flamme nehmen. Teebeutel
dazugeben und 5 Minuten ziehen lassen. Trockenpflaumen in
Dessertschälchen geben. Tee
darüberseihen und servieren.

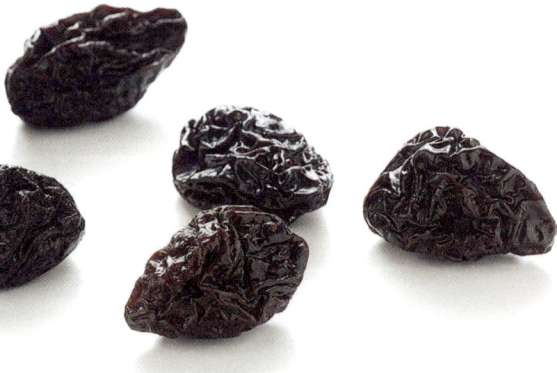

Kirschen

Wegen ihrer niedrigen GI- und GL-Werte sind eine Handvoll Kirschen ein idealer kalorienarmer Snack.

Kirschen sind hochwirksame Entgifter. Sie enthalten Ellagsäure, eine Art „Supernährstoff", der Krebs vorbeugt, sowie entzündungshemmende Antioxidantien, die die Auswirkungen umweltschädlicher Luftbelastung eindämmen. Auch gegen die Folgen ausgiebigen Alkoholgenusses sind Kirschen ein bewährtes Mittel. Sie wirken krampflösend und lindernd auf den Verdauungstrakt, insbesondere in Kombination mit Joghurt.

NÄHRSTOFFE

Vitamin C, Betacarotin, Folsäure; Calcium, Kalium, Magnesium, Phosphor; Flavonoide

KIRSCHJOGHURT

8 EL Orangensaft
400 g fettarmer Bio-Joghurt
400 g Kirschen, entstielt und
**   entkernt**

Orangensaft mit dem Joghurt verrühren, über die Kirschen geben und servieren.

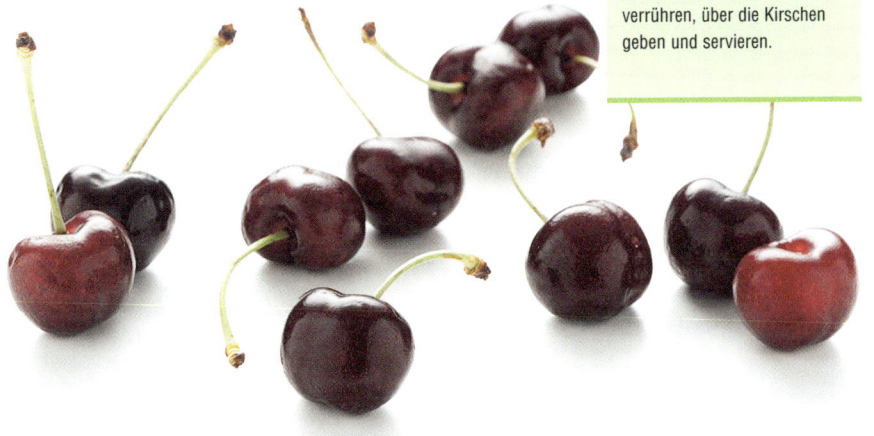

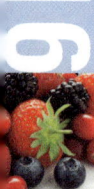

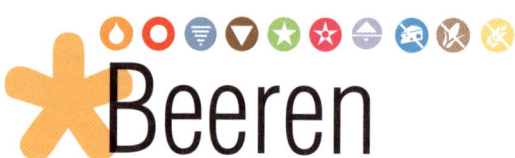

Beeren

NÄHRSTOFFE

Vitamine C, E, Betacarotin, Biotin, Folsäure; Calcium, Eisen, Kalium, Magnesium, Natrium, Phosphor

WISSENSWERTES ÜBER BEEREN

- Himbeeren wirken leicht abführend und sind heilsam bei Blähungen und PMS-Beschwerden. Das Trinken von Himbeerblätter-Tee kurz nach der Geburt kann die Rückbildung der Gebärmutter begünstigen.
- Antioxidantien der Erdbeeren wirken verjüngend, insbesondere begünstigen sie eine straffe Haut.
- Himbeeren und Erdbeeren regen den Blutkreislauf an. So werden Stoffwechsel und die Fettverbrennung gesteigert.
- Alkalischer Cranberry-Saft vermindert eine Übersäuerung und damit verbundene Probleme wie Sodbrennen und Magenverstimmung. Cranberrys sind vor allem gut für die Leber und gegen Harnwegs- und Blasenentzündungen.

Beeren sind reich an Antioxidantien und als ideale Diätkost eine gesunde Alternative zu Süßigkeiten.

Der Sommer beschert uns eine reiche Ernte an Erdbeeren, Himbeeren, Brombeeren und Blaubeeren sowie an roten und schwarzen Johannisbeeren. Diese regen alle Organe an, die für die Entgiftung des Körpers zuständig sind, und fördern den Stoffwechsel und die Fettverbrennung. Cranberrys sind die winterliche Version dieser wertvollen Früchte. Auch sie enthalten Antioxidantien, die die Entgiftung begünstigen. Achten Sie beim Kauf darauf, dass die Beeren reif, aber nicht überreif sind, damit Sie in den vollen Genuss ihres süßen Geschmacks kommen. Überreife Beeren können schnell verderben. Zum Lagern

ERDBEEREN MIT ERDBEERSAUCE

450 g Erdbeeren
1 EL Zitronensaft
Honig oder Likör (nach
  Belieben)
einige Minzezweige

Die Hälfte der Erdbeeren in eine Glasschüssel geben. Den Rest mit Zitronensaft im Mixer fein pürieren. Wenn die Sauce zu säuerlich ist, mit Honig bzw. einem Teelöffel Kirsch- oder Himbeerlikör nachsüßen. Mit Minzzweigen garniert servieren.

sollten Sie sie aus der Verpackung nehmen, gründlich waschen, im Kühlschrank aufbewahren und binnen maximal zwei Tagen verzehren. Vor dem Genuss sollten Beeren auf Zimmertemperatur gebracht werden. Zu saure Früchte lassen sich mit Honig oder Fruchtsaft nachsüßen.

Viele Beerensorten sind reich an Calcium und halten somit Knochen und Zähne gesund.

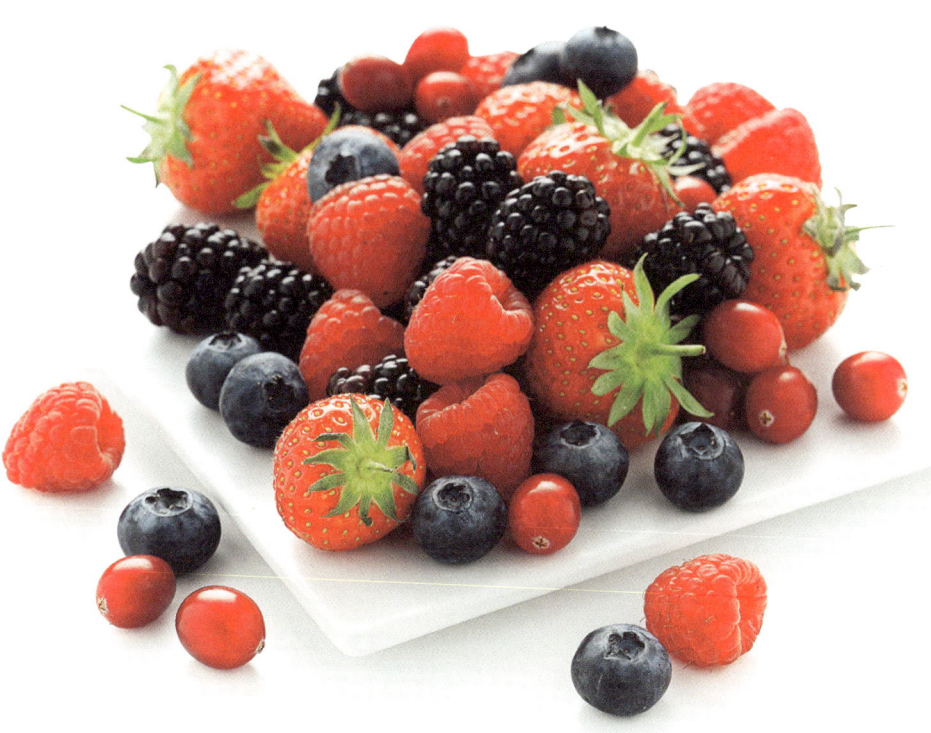

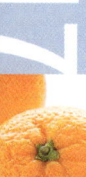

Orange

NÄHRSTOFFE
Vitamin C, Betacarotin, Folsäure;
Calcium, Kalium

Äußerst reich an Vitamin C sind kalorienarme Orangen jederzeit ein gesunder Imbiss.

Orangen sind vollgepackt mit entzündungshemmenden Antioxidantien, Vitamin C, Betacarotin sowie den lebenswichtigen Mineralien Kalium und Calcium. Sie fördern das Wohlbefinden des Darms und die natürliche Verdauung. Orangensaft sollte man immer mit ein wenig Wasser verdünnen, da er zu säurehaltig ist. Außerdem steigert er unverdünnt den Blutzuckerspiegel ausgesprochen schnell und immens.

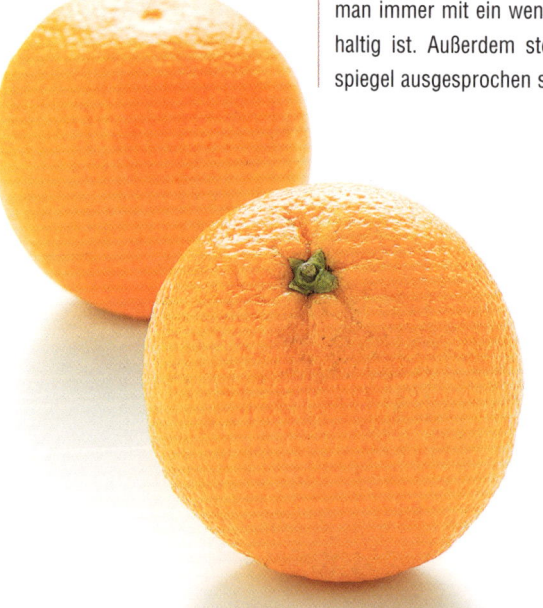

ZITRUS-FRÜHSTÜCK

2 Grapefruit
2 Orangen
2 Mangos
1 EL fettarmer Bio-Joghurt/
Frischkäse (nach Belieben)

Grapefruits und Orangen schälen, entkernen und filetieren. Mangos entsteinen und in Scheiben schneiden. Auf Tellern anrichten und nach Belieben mit Joghurt oder Frischkäse servieren.

Zitrone

Die extrem adstringierende Frucht entgiftet die
Leber und kurbelt den Stoffwechsel an.

Zitronen belegen mit ihrem hohen Gehalt an Vitamin C und
Kalium eine Spitzenstellung in puncto Schutz vor Infektionen.
Sie wirken stark entgiftend auf den Organismus, insbesondere
auf die Leber. Für den richtigen Start in den Tag geben Sie den
Saft einer frisch gepressten Zitrone in ein
Glas heißes Wasser. Sie sollten diese
Prozedur allerdings nur bei einer
Entgiftungskur durchführen, da
zu viel Zitronensaft den Zahn-
schmelz angreift.

NÄHRSTOFFE
Vitamin C; Kalium

> Wer Zeste und
> weiße Häutchen der
> Zitrone in Suppen
> oder Eintöpfe reibt,
> steigert den Nähr-
> wert ungemein.

**ZITRONIGES
FRENCH DRESSING**

2 EL natives Olivenöl extra
Saft von 1 Zitrone
1 Knoblauchzehe, gepresst
frisch gemahlener schwarzer
    Pfeffer
1 Prise Salz

Alle Zutaten in einen Behälter
mit Drehverschluss füllen, ver-
schließen und gut durchschütteln. Um den Geschmack zu
variieren, Kräuter, Senf oder
eine Prise Zucker beigeben.
Zurückhaltend verwenden. Das
Dressing hält sich 2 bis 3 Tage.

Limette

Wie alle Zitrusfrüchte sind Limetten hochwirksame Entgifter und Entzündungshemmer.

NÄHRSTOFFE
Vitamin C, Betacarotin, Folsäure; Calcium, Kalium, Phosphor; Bioflavonoide

Limetten wirken gründlich entgiftend auf das gesamte Verdauungssystem und sind besonders wirksam gegen Infekte wie Husten, Erkältungen und Halsentzündungen. Geben Sie den Saft einer Limette in eine Flasche Wasser und nehmen Sie über den Tag verteilt immer wieder einen Schluck davon. Das erfrischt, entgiftet und gleicht den Flüssigkeitshaushalt aus.

LACHS IN LIMETTENSAFT MARINIERT

50 g frischer Dill, fein gehackt
3 EL Limettensaft
1 EL Wasser
1 Knoblauchzehe, fein gehackt
1 Schalotte, fein gehackt
400 g roher Lachs, in Scheiben
½ Salatgurke, in Scheiben

Dill, Limettensaft, Wasser, Knoblauch und Schalotte in einen geschlossenen Behälter füllen und durchschütteln. Lachs auf einen Teller legen, mit der Marinade übergießen und mit Butterbrotpapier abdecken. 24 Stunden im Kühlschrank marinieren lassen. Mit Salatgurkenscheiben servieren.

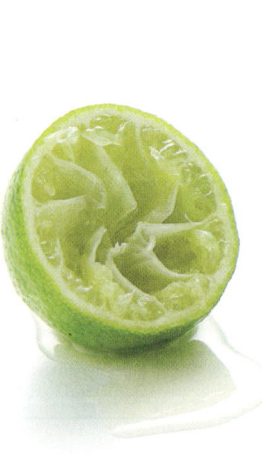

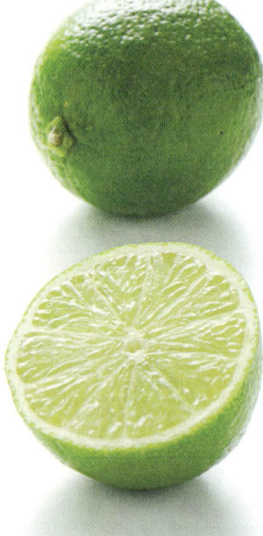

Grapefruit

Kein Wunder, dass die kalorien- und fettarme Grapefruit ein bewährter Diät-Favorit ist.

Grapefruits senken den Cholesterinspiegel, steigern den Energieumsatz, stärken das Immunsystem und wirken entgiftend. Bei einer Diät sind sie nicht nur wegen der wenigen Kalorien gern gesehen. Jüngste Untersuchungen haben ergeben, dass Grapefruits tatsächlich eine Gewichtsabnahme durch Senkung des Insulinspiegels beschleunigen können. So setzt das Hungergefühl später ein, folglich essen wir weniger.

NÄHRSTOFFE

Vitamine C, E, Betacarotin, Folsäure; Calcium, Kalium, Kupfer, Magnesium, Phosphor, Zink; Bioflavonoide

SALAT AUS CHICORÉE UND GRAPEFRUIT

1 Grapefruit, halbiert
250 g Chicorée, gehackt
1 Avocado, geschält, entkernt und gehackt
2 EL Orangensaft
2 TL Olivenöl
1 TL Sojasauce

Eine Grapefruit-Hälfte schälen, in kleine Stücke schneiden, weiße Haut und Kerne entfernen. Mit Chicorée und Avocado in einer Schüssel vermischen. Orangensaft, Olivenöl, Sojasauce und Saft der anderen Grapefruit-Hälfte vermischen und über den Salat geben. Mit Salz und Pfeffer abschmecken.

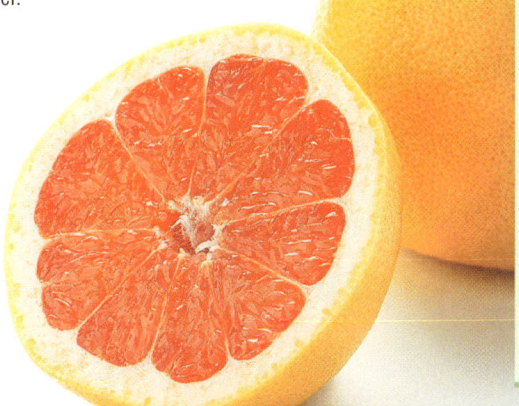

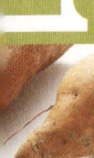

Süßkartoffel

NÄHRSTOFFE
Vitamine B6, C, E, Betacarotin,
Folsäure; Calcium, Eisen, Kalium,
Magnesium, Phosphor; Ballast-
stoffe

BACK-SÜSSKARTOFFELN

**4 Süßkartoffeln, geschält und
in Würfeln
2 EL Olivenöl
Salz und frisch gemahlener
schwarzer Pfeffer**

Süßkartoffeln auf ein Backblech legen, mit Öl begießen
und mit Salz und Pfeffer
abschmecken. In einem auf
180 °C vorgeheizten Backofen
1 Stunde backen und sofort
servieren.

Süßkartoffeln sind eine schmackhafte und sätti-
gende Diätkost mit einem niedrigeren GI- und GL-
Wert als herkömmliche Kartoffeln.

Ballaststoffreiche Süßkartoffeln fördern
eine gute Verdauung. Sie enthalten die
drei wichtigsten antioxidativen Vitamine:
Betacarotin (das der Körper in Vitamin A
umwandelt) sowie die Vitamine C und E.
Sie wirken, vor allem in Kombination mit Proteinen, belebend und hemmend auf Wassereinlagerungen.

> **Süßkartoffeln
> enthalten bei wenig
> Fett einen extrem
> hohen Anteil an Vita-
> min E – essenziell
> für eine gesunde
> Haut.**

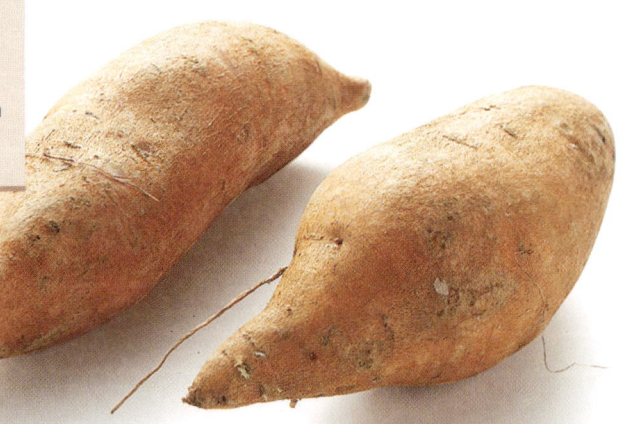

Karotte

Die perfekte Diätkost! Karotten platzen förmlich vor Nährstoffen und entgiften gründlich.

Karotten sorgen für Ausgleich im Körper, vor allem wirken sie stark entgiftend auf die Leber, das wichtigste Organ für die Entsorgung von Toxinen, was wiederum den gesamten Organismus stärkt. Am besten isst man Karotten roh in Salaten, da Garen ihren GI-Wert tatsächlich verdreifacht. Obschon Karottensaft ebenfalls einen hohen GI hat, hilft er bei der Gewichtsabnahme bei jeglicher Diät, indem er den ganzen Körper entgiftet.

NÄHRSTOFFE

Vitamin C, Betacarotin, Folsäure; Eisen, Kalium, Magnesium, Zink; Ballaststoffe

KAROTTENSUPPE

450 g Karotten
1 mittelgroße Kartoffel
2 Knoblauchzehen, gepresst
55 g Petersilie, gehackt
1 TL Salbei
1 TL Thymian
1 EL Gemüsefond
¼ TL Cayennepfeffer

Karotten und Kartoffel pellen, in Stücke schneiden und in 1,2 l Wasser mit Knoblauch aufkochen. Kräuter, Gemüsefond und Cayennepfeffer hinzufügen und 25 Minuten köcheln lassen. In die Küchenmaschine geben und fein pürieren.

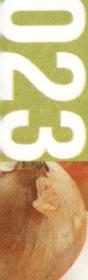

Zwiebel

NÄHRSTOFFE
Vitamine B1, B6, C, Betacarotin,
Folsäure; Calcium, Chlor, Eisen,
Kalium, Kupfer, Magnesium,
Phosphor, Selen, Zink; Quercetin

ZWIEBELSUPPE

1 EL Olivenöl
450 g Zwiebeln, gehackt
2 Knoblauchzehen, gehackt
1 Karotte, gehackt
1 Radieschen, gehackt
570 ml Gemüsefond
2 TL Sojasauce
2 EL frisch gehackte glatte
　Petersilie
1 EL Sesamsaat

In einer Pfanne Öl erhitzen und
das Gemüse bei schwacher
Hitze 15 Minuten andünsten.
Fond und Sojasauce hinzugeben, aufkochen und 10 Minuten köcheln lassen. Mit Petersilie und Sesamsaat bestreuen
und servieren.

Die kalorienarme Zwiebel wertet jedes Diätgericht
nicht nur geschmacklich auf.

Zwiebeln sind hervorragende Entgifter, die das Immunsystem
stärken und den gesamten Organismus entschlacken. Sie enthalten das Flavonoid Quercetin, ein Antioxidans, von dem man
annimmt, dass es die Entstehung von Krebszellen unterdrücken kann. Zwiebeln wirken antibiotisch und antiseptisch. Sie
sind gut für das Blutbild, weil sie das Blut verdünnen und somit
den Cholesterinspiegel senken.

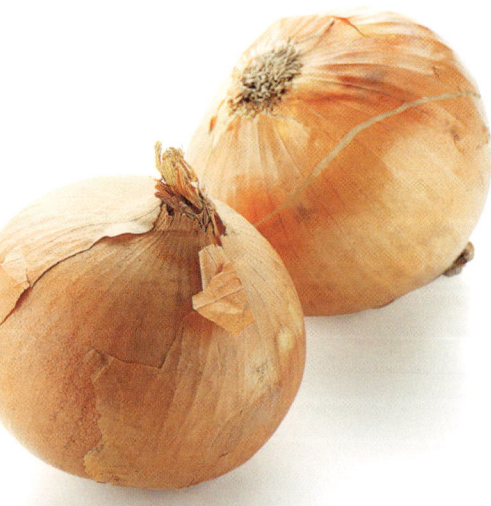

Kartoffel

Als Lieferant von Ballaststoffen und Vitamin C glänzt die Kartoffel als Bestandteil jeder Diät.

Obschon Kartoffeln einen hohen GI-Wert haben, ist ihr GL-Wert niedrig. So bereichern gekochte Kartoffeln oder Kartoffelpüree jeden Diätplan, sofern in Maßen verzehrt und Butter mit Zurückhaltung verwendet wird. Kombinieren Sie Kartoffeln mit anderem Gemüse wie Süßkartoffeln – gebacken und mit Olivenöl beträufelt. Meiden Sie Kartoffelchips und Pellkartoffeln, da ihr GI im Vergleich zu gekochten Kartoffeln das Dreifache beträgt.

NÄHRSTOFFE
Vitamine B1, B3, B6, C, Folsäure;
Eisen, Kalium, Kupfer; Ballaststoffe

PÜREE AUS KARTOFFELN UND KNOLLENSELLERIE

1 Sellerieknolle, geschält und
  in Würfeln
3 große Kartoffeln, geschält
  und in Würfeln
1 Stückchen Margarine
2 EL Magermilch
5 EL fettarmer Bio-Joghurt
Salz und schwarzer Pfeffer
2 TL Senf
2 EL gemischte und geröstete
  Samen

Sellerie und Kartoffeln 15 Minuten kochen und mit den anderen Zutaten bis auf die Samen in der Küchenmaschine pürieren. Püree auf eine Servierplatte geben, mit den Samen bestreuen und servieren.

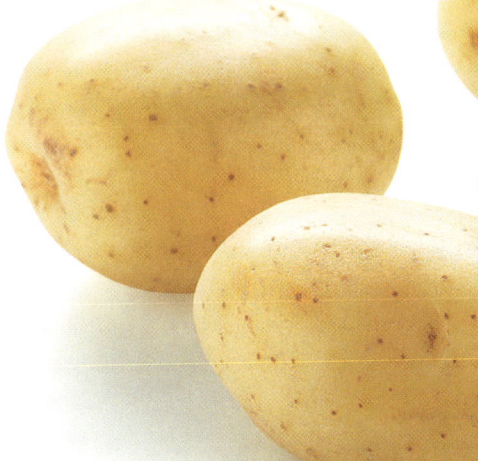

Knoblauch

Das unverwechselbare Aroma gibt Saucen und Salaten den richtigen Pfiff.

NÄHRSTOFFE
Vitamine B6, C, Folsäure; Calcium, Eisen, Kalium, Magnesium, Phosphor, Zink; Aminosäuren

Die entgiftende Wunderknolle wirkt fantastisch auf das Verdauungssystem und entschlackt die Leber. Regelmäßiger Verzehr stärkt das Immunsystem und wirkt auf natürliche Weise antibiotisch, antibakteriell und antiviral. Mit seinem einzigartigen Aroma ist Knoblauch äußerst wertvoll in jeder Küche und peppt Pfannengerichte, Saucen, Salate und Dressings auf. Im Ofen gebacken werden ganze Knollen zu einem köstlichen Gemüse.

AÏOLI (KNOBLAUCH-MAYONNAISE)

2 mittelgroße Freilandeier
4 EL Zitronensaft
3–4 Knoblauchzehen, gepresst
300 ml Olivenöl
1 TL Senf
Salz und schwarzer Pfeffer
2 EL kochendes Wasser

Eier und Zitronensaft im Mixer steifschlagen. Dabei den Knoblauch langsam einrühren und das Öl ganz allmählich hinzugeben. Sobald die Masse glatt ist, Senf hinzugeben und nach Geschmack würzen. Um die Masse zu stabilisieren, kochendes Wasser einschlagen.

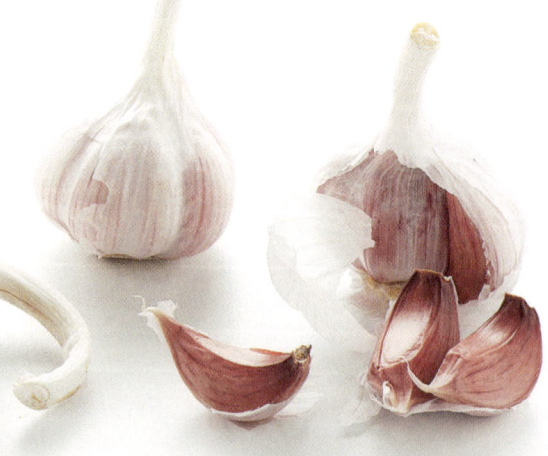

Porree

Der Porree gehört zu der Zwiebel-Familie und enthält hochwirksame Antioxidantien.

Er ist vollgepackt mit Nährstoffen, wirkt entgiftend sowie präventiv und entzündungshemmend gegen Infekte und Erkrankungen. Außerdem stärkt Porree das Immun- und Nervensystem. Das harntreibende Gemüse fördert den Abbau von Wassereinlagerungen, beugt Blähungen vor und wirkt heilsam bei entzündlichen Erkrankungen wie Arthritis.

NÄHRSTOFFE

Vitamine C, E, K, Betacarotin, Biotin, Folsäure; Calcium, Eisen, Kalium, Magnesium, Phosphor, Zink; Ballaststoffe

PORREESUPPE

1 große Kartoffel, geschält
und gehackt
450 g Karotten, gehackt
450 g Porree, gewaschen und
in Ringen
1 EL Olivenöl
1,2 Liter Gemüsefond
Salz und frisch gemahlener
schwarzer Pfeffer

Gemüse in einem großen Topf in Öl 2 Minuten unter Rühren andünsten. Fond hinzugeben und aufkochen. Bei geschlossenem Deckel 15 Minuten köcheln lassen. Abschmecken, in die Küchenmaschine füllen und fein pürieren.

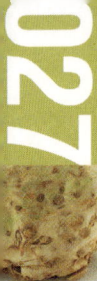

Knollensellerie

Knollensellerie wirkt entwässernd und fördert den Abbau von Wassereinlagerungen und Blähungen.

NÄHRSTOFFE
Vitamin C; Calcium, Eisen, Kalium, Magnesium, Phosphor; Ballaststoffe

Das vielseitige Gemüse war zu Unrecht lange vom Speiseplan verbannt. Es senkt hohen Blutdruck, schwemmt überschüssige Säure aus und reguliert das Nerven- und Lymphsystem. Die Knolle entfaltet – roh oder gekocht – einen köstlich nussigen Geschmack und lässt sich gut in Pürees mit anderem Wurzelgemüse wie Karotten und Kartoffeln verwerten.

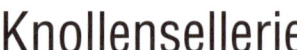

Knollensellerie lindert arthritische Entzündungen und fördert die Gesundheit der Nieren.

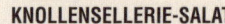

KNOLLENSELLERIE-SALAT

2 kleine Sellerieknollen
Saft von 1 Zitrone
115 g gemischte und geröstete Samen
8 EL fettarmer Bio-Joghurt
2 EL Senf

Sellerie schälen, in Stäbchen schneiden und sofort mit Zitronensaft beträufeln, um Verfärbungen zu vermeiden. Mit den restlichen Zutaten vermischen, abschmecken und servieren.

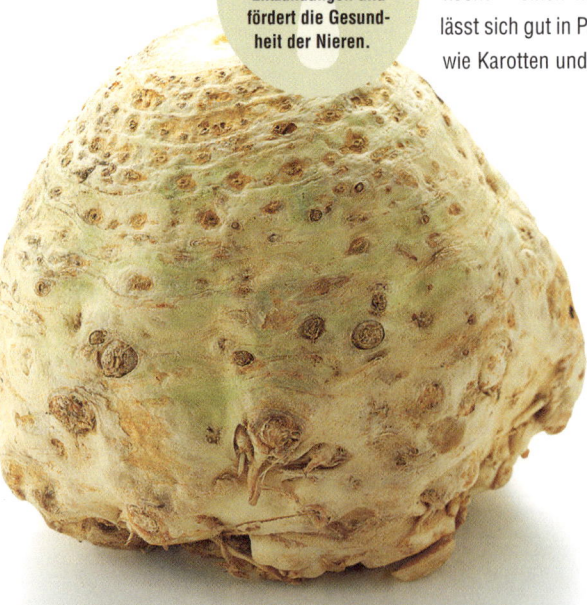

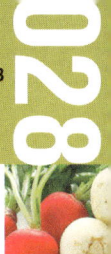

Radieschen

Sie bringen pfeffrige Würze an Salate und
steigern die Stoffwechselaktivität.

Radieschen erhöhen die Produktion von Magensaft und fördern dadurch die effiziente Verdauung und Verstoffwechslung
insbesondere stärkehaltiger Nahrungsmittel. Sie entgiften
gründlich, speziell im Zusammenhang mit dem Atmungssys-
tem, und fördern die Abwehr von Infekten. Außerdem enthalten
sie viel Zink, eines der wichtigsten antioxidativen Mineralien.

NÄHRSTOFFE

Vitamine B, C, Betacarotin,
Folsäure; Calcium, Eisen, Kalium,
Magnesium, Natrium, Phosphor,
Zink

**Der Verzehr von
Radieschen fördert
die Heilung von
Nebenhöhlen- und
Halsentzündungen.**

CASHEWKERN-DIP MIT RADIESCHEN-ROHKOST

225 g Cashewkerne
4 TL Majoran, zerkleinert
4 TL Sojasauce
2 Bund Radieschen, gehackt
2 rote Paprika, entkernt und
    gehackt
4 Stangen Sellerie, gehackt

Cashewkerne in der Küchenmaschine unter Beigabe von
Wasser zu einer dicken Creme
zerkleinern. Majoran und Sojasauce einrühren und mit der
Rohkost servieren.

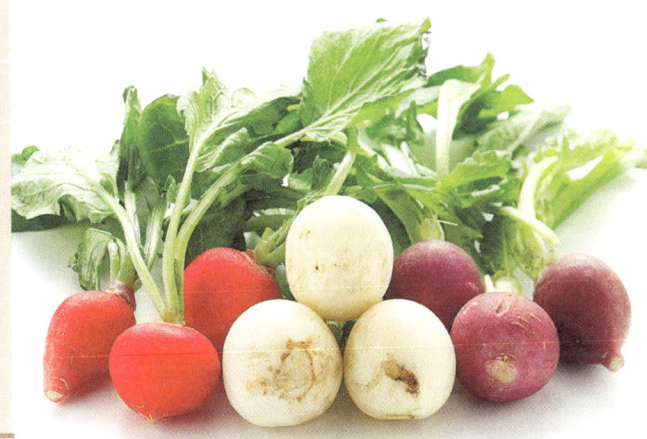

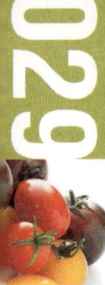

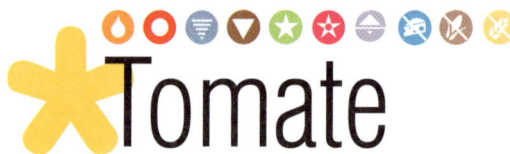

Tomate

NÄHRSTOFFE

Vitamine C, E, Biotin, Betacarotin, Folsäure; Calcium, Chlor, Kalium, Magnesium, Natrium, Zink

WISSENSWERTES ÜBER TOMATEN

- Tomaten entgiften und wirken wohltuend auf die Leber, das wichtigste Organ für die Entgiftung des Körpers.
- Lycopin, ein Antioxidans, das in gekochten Tomaten in großen Mengen vorkommt, soll besonders wirksam bei der Vorbeugung von Prostatakrebs sein.
- Die Salicylate in Tomaten, die Erwachsenen viele gesundheitliche Vorteile bringen, können jedoch bei ADHS-Kindern die Hyperaktivität steigern.
- Menschen, die an entzündlichen Erkrankungen wie Osteoarthritis oder an Asthma oder Bronchitis leiden, sollten auf den Verzehr von Tomaten verzichten.

Die ideale Diätkost: Niedrige GI- und GL-Werte, wenige Kalorien, ein Wasseranteil von 90 Prozent – und dennoch delikat und vielseitig verwertbar.

Dieses rote, saftige Gemüse spielt eine tragende Rolle in der Mittelmeer-Küche, die trotz reichhaltiger Nahrungsmittel dafür bekannt ist, die Gewichtsabnahme und die Gesundheit des Herz-Kreislauf-Systems zu fördern. Das liegt an dem reichen Gehalt an Salicylaten, chemischen Verbindungen, die das Risiko von Herzerkrankungen senken. Der hohe Wassergehalt von Tomaten hydriert das Verdauungssystem und begünstigt

FEURIGE TOMATENSAUCE

1 TL Olivenöl
2 Knoblauchzehen, gepresst
1 Chili, entkernt und gehackt
1 kg Tomaten, Haut abgezogen
und in Stücken
1 Prise Salz, zum Abschmecken
2–4 EL fettarmer Bio-Joghurt,
zum Abschmecken

Olivenöl in der Pfanne erhitzen, Knoblauch und Chili andünsten. Allmählich Tomaten hinzugeben und bei mittlerer Flamme 10 Minuten dünsten. Salz und viel Joghurt hinzugeben, damit eine cremige Sauce entsteht. (Je mehr Joghurt, desto weniger feurig.) Mit *al dente* gekochten Vollkornnudeln servieren.

dessen Funktion, vor allem wenn sie roh verzehrt werden. Ihre antioxidativen Vitamine C, E und Betacarotin sowie das Mineral Zink wappnen das Immunsystem gegen vorzeitiges Altern und senken die Anfälligkeit für Erkrankungen.

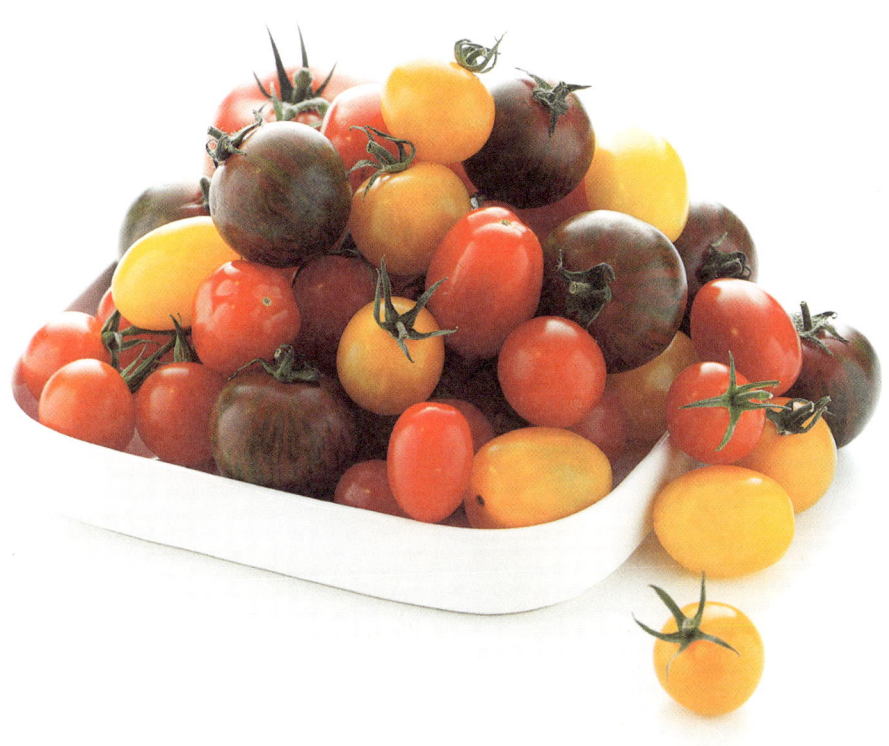

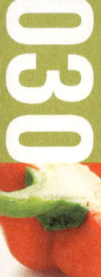

Rote Paprika

Rote Paprika wirkt belebend auf die Verdauung, das Herz-Kreislauf-System und den Stoffwechsel.

Sie strotzt förmlich vor Antioxidantien, vor allem vor Vitamin C und Betacarotin, und fördert dadurch die Abwehr von Infekten und Erkrankungen. Paprika stabilisieren den Blutdruck, stärken das Immunsystem und die Schilddrüse und mildern aufgrund des hohen Gehalts an Vitamin C und Magnesium die Auswirkungen von Stress. Rote Paprika sind roh oder als Saft besonders heilsam bei einer Diät.

NÄHRSTOFFE

Vitamine B, C, E, Betacarotin, Folsäure; Calcium, Eisen, Kalium, Magnesium, Zink; Ballaststoffe

GEBRATENE PAPRIKA

3 große rote Paprika
1 EL Olivenöl
15 g Basilikumblätter

Ganze Paprika mit Öl bepinseln, mit Basilikum und ein wenig Salz bestreuen. In einem auf 190 °C vorgeheizten Backofen 1½ Stunden backen, bis die Oberfläche schwarz wird. Aus dem Ofen holen und abkühlen lassen. Haut abziehen, Stängel entfernen, in Viertel schneiden und entkernen.

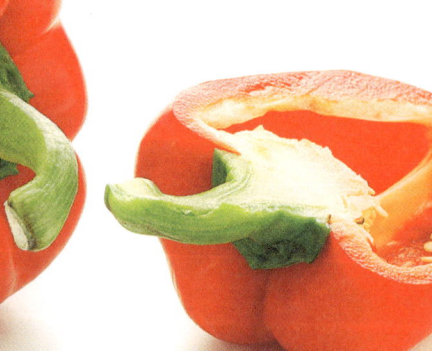

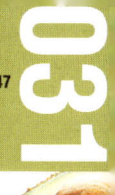

     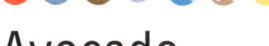

Avocado

Das cremige Fruchtfleisch ist reich an Nährstoffen und gesunden Fetten – eine köstliche Diätspeise.

Viele Menschen meiden Avocados wegen ihres hohen Kaloriengehalts. Die meisten ihrer Fette wie die Omega-6-Fettsäuren (Linolensäure) sind jedoch wohltuend, da sie eine ausgleichende Wirkung auf den Blutzuckerspiegel haben und Heißhunger hemmen. Avocados bekämpfen die bei vielen Diäten zu beobachtende Übersäuerung. Ihr hoher Gehalt an antioxidativem Vitamin E ist vor allem in Verbindung mit Selen besonders wirksam.

NÄHRSTOFFE
Vitamine B1, B2, B3, B5, C, E, K, Folsäure; Eisen, Kalium, Kupfer, Phosphor, Zink; Ballaststoffe; Omega-6-Fettsäuren

BACON-AVOCADO-SALAT

8 Streifen Speck, gewürfelt
2 EL Olivenöl
2 Avocados, entsteint und in Scheiben
2 hart gekochte Freilandeier, geschält und gehackt
1 große Handvoll Rukola
1 Handvoll gemischte und geröstete Samen
gemischte Kräuter, zerkleinert
Saft von 2 Zitronen

Speck in der Hälfte des Öls braten. Mit Avocado, Eiern, Rukola, Samen und Kräutern in eine Schüssel geben. Restliches Öl mit Zitronensaft vermischen und nach Belieben würzen. Dressing über den Salat geben. Gut vermischen und servieren.

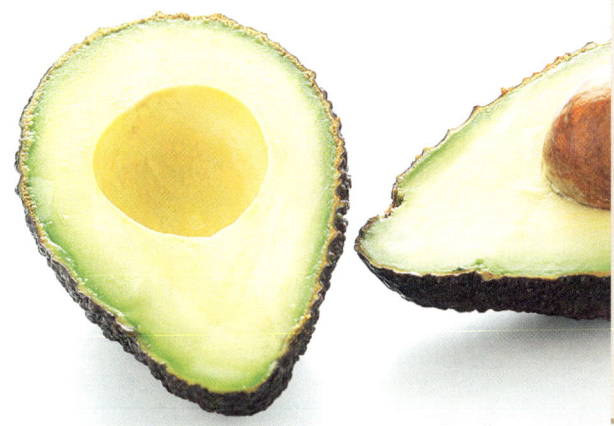

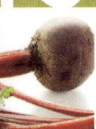

Rote Bete

Frische Rote Bete ist eine kalorienarme, süße Köstlichkeit mit starker Entgiftungswirkung.

NÄHRSTOFFE
Vitamine B3, B6, C, Betacarotin, Folsäure; Calcium, Eisen, Kalium, Magnesium, Phosphor, Zink; Ballaststoffe

GERÖSTETE ROTE BETE

4 mittelgroße Rote Beten, gewaschen (ungeschält)
1 EL Olivenöl
1 TL Meersalz

Rote Beten mit ein wenig Olivenöl bepinseln, mit Salz bestreuen und in einem auf 180 °C vorgeheizten Ofen ca. 1 Stunde backen. Die Rote Beten sind gar, sobald eine Messerspitze leicht in das Fleisch einschneidet. Eine solche Portion reicht für 4 Personen als Beilage – oder klein geschnitten über einen Salat gegeben.

In Osteuropa wird die Rote Bete wegen ihrer blutreinigenden Eigenschaften seit jeher hoch geschätzt. Ihre Entgiftungswirkung betrifft insbesondere die Leber, den Darm, die Nieren und die Gallenblase. Die zahlreichen Ballaststoffe fördern das Wohlbefinden des Darms, die Nährstoffaufnahme und die Regulierung der Stoffwechselprozesse – alles wesentliche Faktoren für eine erfolgreiche Gewichtsabnahme. In Kombination mit Karotten, Spinat oder Kohl ergibt dieses nährstoffreiche Gemüse einen hervorragend entgiftenden Saft.

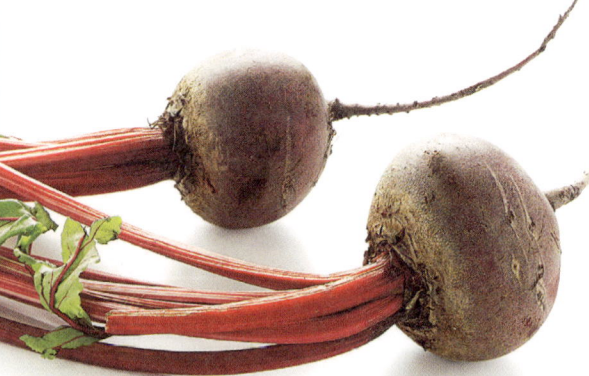

033

Salatgurke

Dank ihres Wasseranteils von 96 Prozent sind Salatgurken ein Plus für jede Diät.

Mit ihrem hohen Gehalt an Wasser wirken Salatgurken gründlich entgiftend auf den ganzen Körper. Zudem fördern sie den Verdauungsprozess aufgrund ihrer harntreibenden und abführenden Wirkung. Salatgurken spülen Nieren und Blase durch, wobei Wassereinlagerungen abgebaut und Harnsäure-Kristalle, die Blasenentzündungen verursachen können, aufgelöst werden. Man verzehrt sie roh in Salaten, mit Brot oder als Saft.

NÄHRSTOFFE
Vitamin C, Betacarotin, Folsäure; Calcium, Eisen, Kalium, Kieselerde, Zink

SALATGURKEN-JOGHURT-DIP

200 g fettarmer Frischkäse
55 g fettarmer Bio-Joghurt
¼ TL Zitronensaft
¼ TL Olivenöl
1 Knoblauchzehe, gepresst
Salz und frisch gemahlener
   schwarzer Pfeffer
400 g Salatgurken, in Würfeln

Käse, Joghurt, Zitronensaft, Olivenöl, Knoblauch und Gewürze in eine Schüssel geben. Die Masse aufschlagen, bis eine glatte Creme entsteht. Salatgurke hinzugeben und in einer Glasschale als Dip zu Rohkost servieren.

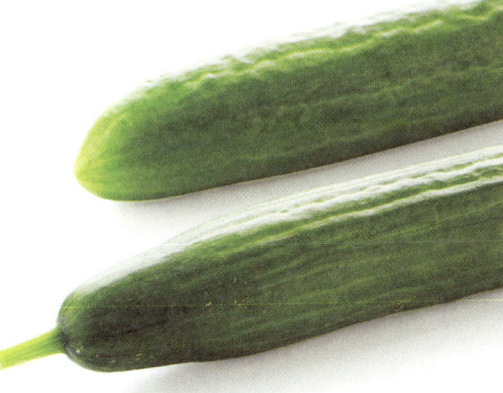

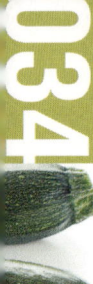

Zucchini

NÄHRSTOFFE
Vitamin C, Betacarotin; Calcium,
Kalium, Magnesium, Phosphor;
Ballaststoffe

MIT GARNELEN GEFÜLLTE ZUCCHINI

8 kleine Zucchini, blanchiert
1 Zwiebel, gehackt
1 Knoblauchzehe, gehackt
1 EL Olivenöl
4 Tomaten, gehackt
2 Tropfen Tabasco
1 TL Thymian
250 g Garnelen, gekocht,
    küchenfertig

Zucchini längs halbieren,
Fruchtfleisch ausschaben und
hacken. Zwiebel und Knoblauch
in Öl braten. Zucchini, Tomaten
und Gewürze hinzugeben und
10 Minuten köcheln lassen.
Garnelen hinzugeben. Die fer-
tige Farce in die Zucchinihälften
geben, in einem auf 220 °C
vorgeheizten Backofen 15 Minuten abgedeckt backen.

**Reich an Ballaststoffen fördern Zucchini das Ver-
dauungssystem, senken den Cholesterinspiegel
und entgiften den Organismus im Ganzen.**

Die Kürbisgewächse wirken leicht abführend, harntreibend und
wohltuend auf das Verdauungssystem. Sie sättigen sehr gut
und unterdrücken das Hungergefühl. Ihre alkalischen Eigenschaften gleichen Übersäuerung aus, einen negativen Neben-
effekt einer Diät. Außerdem besänftigen Zucchini die Leber und
lassen den Stoffwechsel effizienter arbeiten.

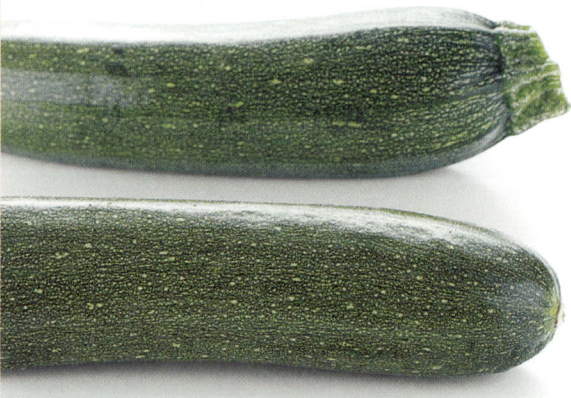

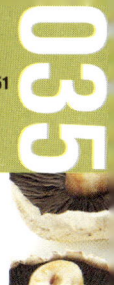

Pilze

Die nährstoffreichen Pilze versorgen den Körper mit Energie, verdünnen das Blut, fördern den Kreislauf und steigern die Fettverbrennung.

Die langsame Energiefreisetzung bringt den Blutzuckerspiegel nicht aus dem Gleichgewicht, hält über längere Zeit satt und beugt Essanfällen vor. Pilze sind ein guter Zinklieferant und unterstützen damit das Immunsystem. Verwenden Sie neben den bekannteren Pilzen auch einmal exotische asiatische Sorten wie Shiitake- oder Maitake-Pilze!

NÄHRSTOFFE
Vitamine B3, B5, Folsäure; Calcium, Eisen, Zink

CHAMPIGNON-ZUCKER-SCHOTEN-SUPPE

- 2 EL Vollkornmehl
- 1,2 Liter Wasser
- 1 Knoblauchzehe, gepresst
- 1 TL Thymian, getrocknet
- 1 EL Olivenöl
- 175 g Champignons, in Scheiben
- 175 g Zuckerschoten, geschnitten
- 55 g Petersilie, gehackt
- 2 EL Gemüsefond

In einem Topf das Mehl mit ein wenig Wasser zu einer glatten Paste verrühren. Knoblauch und Thymian hinzugeben und langsam erhitzen. Dabei unter Rühren Wasser und Olivenöl hinzugeben. Restliche Zutaten beigeben und aufkochen. Abdecken und 20 Minuten köcheln lassen. In einer Küchenmaschine fein pürieren.

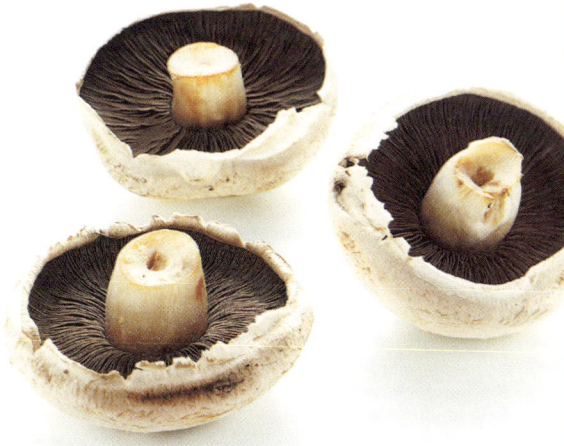

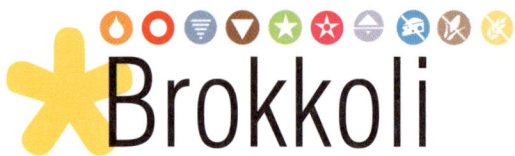

Brokkoli

Das außerordentlich nährstoffreiche Gemüse hat zwar nur halb so viele Ballaststoffe wie Vollkornbrot, aber dafür nur ein Zehntel der Kalorien.

NÄHRSTOFFE

Vitamine B2, B3, B5, C, Betacarotin, Folsäure; Calcium, Eisen, Kalium, Magnesium, Phosphor, Zink; Ballaststoffe

WISSENSWERTES ÜBER BROKKOLI

- Sowohl die grünen als auch die violetten Sorten enthalten viele Nährstoffe. Kaufen Sie nur Brokkoli mit intensiver Färbung. Meiden Sie gelbliche oder welke Exemplare. Verzehren Sie Brokkoli innerhalb von maximal zwei Tagen und bewahren Sie ihn im Kühlschrank auf.
- Er ist reich an Folsäure und deshalb hilfreich für Frauen, bei denen die Einnahme der Antibabypille eine Senkung des Folsäure-Spiegels verursacht hat, was zur Anämie führen kann.
- Folsäure fördert die Synthese des „Glückshormons" Serotonin.
- Garen Sie Brokkoli so kurz wie möglich, idealerweise nur wenige Minuten. Die beste Methode ist Dämpfen, die zweitbeste das Kochen in wenig Wasser.

Antioxidantien- und ballaststoffreicher Brokkoli wirkt stark entgiftend auf das ganze Verdauungssystem und die Leber, das wichtigste Entgiftungsorgan des Körpers. Wenn die Leber optimal funktioniert, arbeitet der gesamte Organismus effizienter – ein unabdingbarer Faktor bei der Gewichtsabnahme. Die Nährstoffaufnahme und die Ausscheidung von Abfall und Toxinen aus dem Körper werden optimiert, und der Einlagerung von Giftstoffen und Fett im Körper wird vorgebeugt. Brokkoli ent-

---

BROKKOLI-RISOTTO

1 EL Olivenöl
1 große Zwiebel, gehackt
1 Knoblauchzehe, gehackt
100 g Naturreis
2 EL Gemüsefond
175 g Brokkoli, in Röschen

In dem Öl Zwiebel und Knoblauch andünsten. Reis einrühren und doppelt so viel Wasser wie Reis hinzugeben. Gemüsefond hinzufügen. Etwa 30 Minuten kochen. (Packungshinweise beachten!) Brokkoli hinzugeben und 5 weitere Minuten kochen. Nach Belieben würzen und als Beilage zu einem Fisch- oder Fleischgericht servieren.

hält viele B-Vitamine, unter anderem B2, das die Gesundheit von Haar, Haut und Nägeln fördert, sowie B5, das Körperfett in Energie umsetzt. Der Alleskönner unter den Gemüsesorten stärkt das Immunsystem von Grund auf und weist sogar krebshemmendes Potenzial auf. Wegen seines Gehalts an Sulforaphan hilft Brokkoli, Darmkrebs vorzubeugen. Sulforaphan entgiftet und schwemmt die Karzinogene aus, die wir permanent einatmen oder durch die Nahrung zu uns nehmen.

Die Sorte Tenderstem ist besonders reich an antioxidativem Sulforaphan.

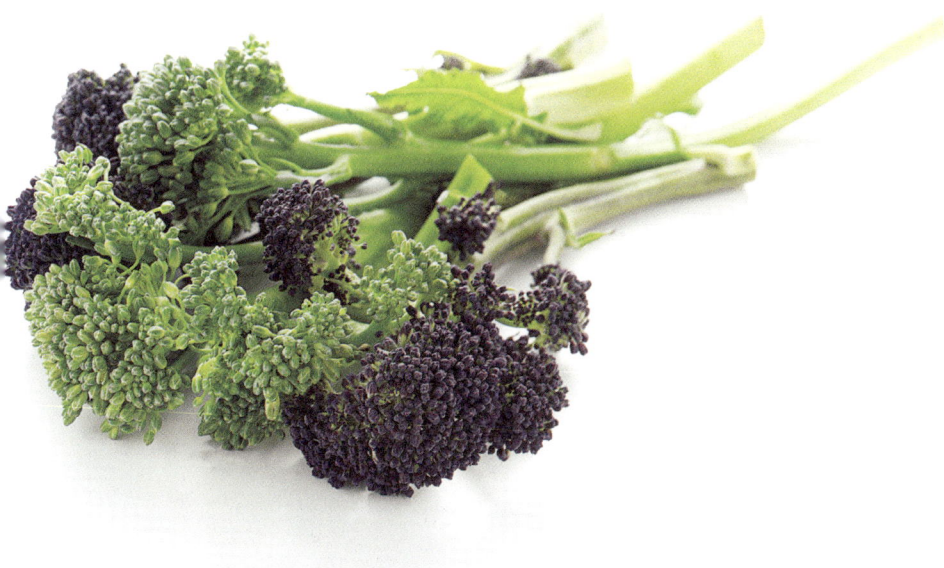

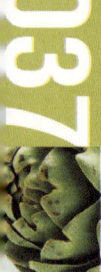

Artischocke

Vor allem wegen ihrer entgiftenden Eigenschaften wird die Artischocke geschätzt.

NÄHRSTOFFE
Vitamine B3, C, K, Betacarotin,
Folsäure; Calcium, Eisen, Kalium,
Magnesium, Natrium, Phosphor;
Ballaststoffe; Inulin

Die Artischocke reinigt die Leber, senkt den Cholesterinspiegel und regt die Gallenblase an. Sie enthält das Kohlehydrat Inulin, das für eine gesunde Darmflora sorgt, und fördert den Abbau von Cellulite, insbesondere als Saft zusammen mit gelber Paprika und Petersilie.

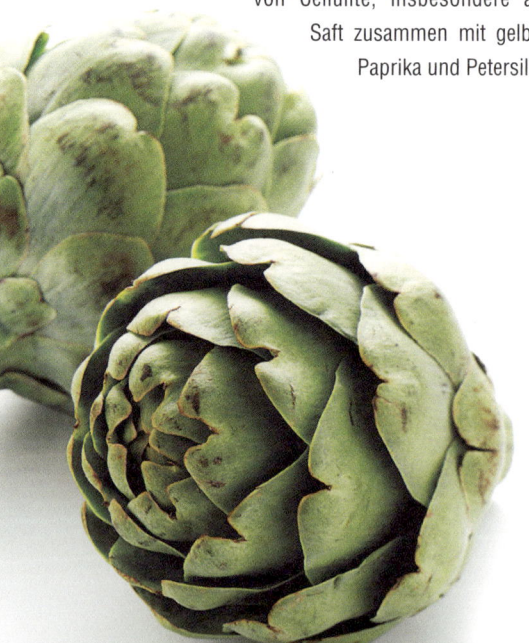

ARTISCHOCKEN MIT ZITRONE

4 Artischocken, geputzt
2 TL Körnersenf
Saft von 2 Zitronen
2 EL Olivenöl

Stiele, faserige Teile und äußere Blätter der Artischocke entfernen. In einen großen Topf mit Wasser geben und 30–40 Minuten kochen. Herausnehmen, abkühlen lassen, weiche innere Blätter entfernen. Heu in der Mitte mit einem Löffel ausschaben. Senf, Zitronensaft und Öl in einem Behälter durchschütteln, nach Geschmack würzen. In die Artischockenherzen geben und servieren.

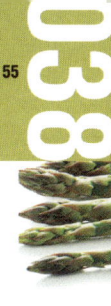

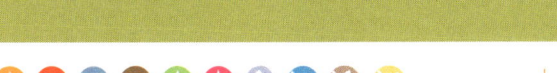

Spargel

Er ist ein starkes Stimulans für Nieren und Leber und wirkt gegen Wassereinlagerungen.

Spargel ist eine der Sommerköstlichkeiten, die Sie frisch kaufen und nur leicht garen sollten, um in den vollen Genuss seines Geschmacks und der Nährstoffe zu kommen. Er gibt seine Energie verzögert ab und sorgt für einen ausgeglichenen Blutzuckerspiegel, was das Hungergefühl unterdrückt. Zudem wirkt Spargel sanft abführend und entzündungshemmend.

NÄHRSTOFFE

Vitamine C, K, Betacarotin, Folsäure; Phosphor, Kalium, Zink; Ballaststoffe

SPARGEL MIT FRÜHKARTOFFELN

225 g Frühkartoffeln, geschält
10 Stangen Spargel
1 TL Olivenöl
¼ TL getrocknete Chiliflocken
½ TL Parmesan, gerieben

Frühkartoffeln kochen, bis sie zart sind. Spargel 10 Minuten dampfgaren. In einer Pfanne Olivenöl leicht erhitzen, Chiliflocken 2 Minuten anbraten und Kartoffeln hinzugeben, sodass sie das von dem Chili aromatisierte Öl 2 Minuten lang aufnehmen. Dabei die Pfanne schwenken. Kartoffeln und Spargel in eine Schüssel geben. Nach Belieben mit Salz abschmecken. Parmesan einrühren und servieren.

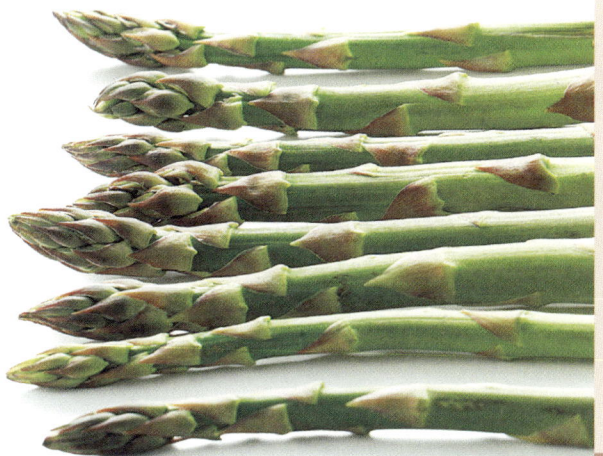

Chicorée

Der kalorienarme Chicorée hat einen interessanten leicht bitteren Geschmack.

Chicorée ist reich an Ballaststoffen und fördert somit die Verdauung. Er enthält außerdem lebenswichtige immunstärkende Vitamine und Mineralien wie Vitamin B1, das den Energieumsatz beim Stoffwechsel erhöht. Chicorée ist ideal als Imbiss für zwischendurch in Kombination mit einem kalorienarmen Dip.

NÄHRSTOFFE
Vitamin B1, Betacarotin, Folsäure;
Eisen, Kalium, Phosphor, Zink;
Ballaststoffe

GERÖSTETE CHICORÉE MIT WALNÜSSEN

4 feste Chicoréeköpfe, halbiert
2 EL Olivenöl
Salz und frisch gemahlener
   schwarzer Pfeffer
4 EL Walnüsse, gehackt

Chicorée in eine Auflaufform legen, mit Öl beträufeln, würzen und in einem auf 180 °C vorgeheizten Backofen 20 Minuten backen. Die Walnüsse darübergeben. Als Beilage zu Fisch servieren.

Spinat

Das grüne Blattgemüse gehört zu den besten Energiespendern und hält lange satt.

Spinat begünstigt die Leberfunktion, wodurch Giftstoffe neutralisiert werden. Die B-Vitamine stärken das Immunsystem und wehren so Infektionen ab. Spinat steigert den Energieumsatz und bekämpft somit langfristig Erschöpfungs- und Stresszustände. Sein Kaliumgehalt reguliert die Blutfettwerte.

NÄHRSTOFFE
Vitamine B2, B3, B6, C, K, Betacarotin, Folsäure; Calcium, Eisen, Kalium, Magnesium, Zink; Ballaststoffe

Vorsicht!
Die Oxalsäure im Spinat kann die Bildung von Nieren- und Gallensteinen fördern.

SPINATSUPPE

1 EL Olivenöl
1,5 kg Spinat, gewaschen
6 Stangen Sellerie, geschnitten
2 gehäufte EL Gemüsefond
1 gehäufter EL frische Kräuter (Estragon, Thymian)
1 TL Muskatnuss, gerieben
4 EL fettarmer Bio-Joghurt

Öl in einer großen Pfanne erhitzen, Spinat garen, bis er zusammenfällt. Knapp mit Wasser bedecken, restliche Zutaten außer dem Joghurt zugeben und 10 Minuten köcheln lassen. In einer Küchenmaschine pürieren und mit dem Joghurt servieren.

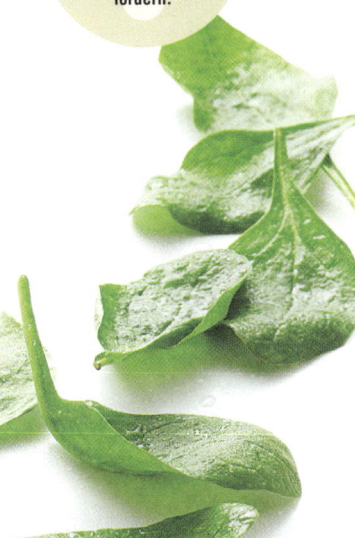

041

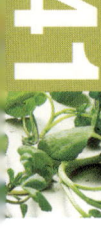

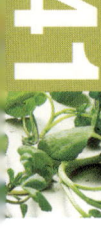

Brunnen-kresse

NÄHRSTOFFE

Vitamine B3, B6, C, E, K, Beta-carotin, Folsäure; Calcium, Eisen, Jod, Kalium, Kupfer, Magnesium, Phosphor, Zink; Ballaststoffe; Glucosinolate

WISSENSWERTES ÜBER BRUNNENKRESSE

- Brunnenkresse gilt als traditionelles Heilmittel bei Hautproblemen und wird gegen Sommersprossen und Pickel angewendet.
- Anders als im Spinat ist das Zink der Brunnenkresse frei von Oxalsäure und somit zum Verzehr durch Menschen mit Nieren- und Gallensteinen geeignet. Brunnenkresse fördert sogar den Abbau dieser Steine.
- Brunnenkresse senkt den Cholesterinspiegel, wirkt energiesteigernd und ist besonders hilfreich für Menschen, die unter Stress oder einem angeschlagenen Immunsystem leiden.
- Besonders köstlich sind Brunnenkresse-Zusätze bei Gemüsesäften auf der Basis von Karottensaft. Aber Vorsicht: Der pfeffrige Geschmack kann einem die Tränen in die Augen treiben!

Sie wirkt entgiftend auf Nieren und Blase, reinigt das Blut und steigert den Energieumsatz.

Brunnenkresse hat ein hohes gesundheitsförderndes Potenzial. Sie wird meist roh verzehrt, hat kaum Kalorien, dafür einen hohen Gehalt an Vitaminen und eine reinigende und stärkende Wirkung auf das Verdauungssystem. Auf diese Weise hemmt sie die Bildung von Fettdepots. Die pfeffrigen Blätter sind leicht harntreibend und abführend, regen Leber, Gallenblase, Bauchspeicheldrüse, Nieren und Blase an und regulieren die Pro-

---

SALAT MIT APRIKOSE UND BRUNNENKRESSE

2 Bund Brunnenkresse, gewaschen	4 TL frischer Koriander, fein geschnitten
55 g getrocknete Aprikosen	
2 Schalen Kresse, gewaschen und geschnitten	Die ersten drei Zutaten in eine Schüssel geben. Restliche Zutaten in ein abschließbares Behältnis füllen und gut durchschütteln. Über den Salat geben und servieren.
2 TL Olivenöl	
2 TL Weißweinessig	
2 Frühlingszwiebeln, fein gehackt	

zesse, die die Gewichtsreduktion steuern. Der hohe Jodgehalt begünstigt die Schilddrüsenfunktion. Darüber hinaus enthält Brunnenkresse Folsäure, die bei Schwangeren das Nervensystem und die Blutzellen von Mutter und Kind stärkt und so das Risiko für Geburtsfehler beim Neugeborenen mindert. Der hohe Gehalt an Antioxidantien und Glucosinolaten stärkt die Bildung von Phagozyten und damit die Abwehr von Entzündungen.

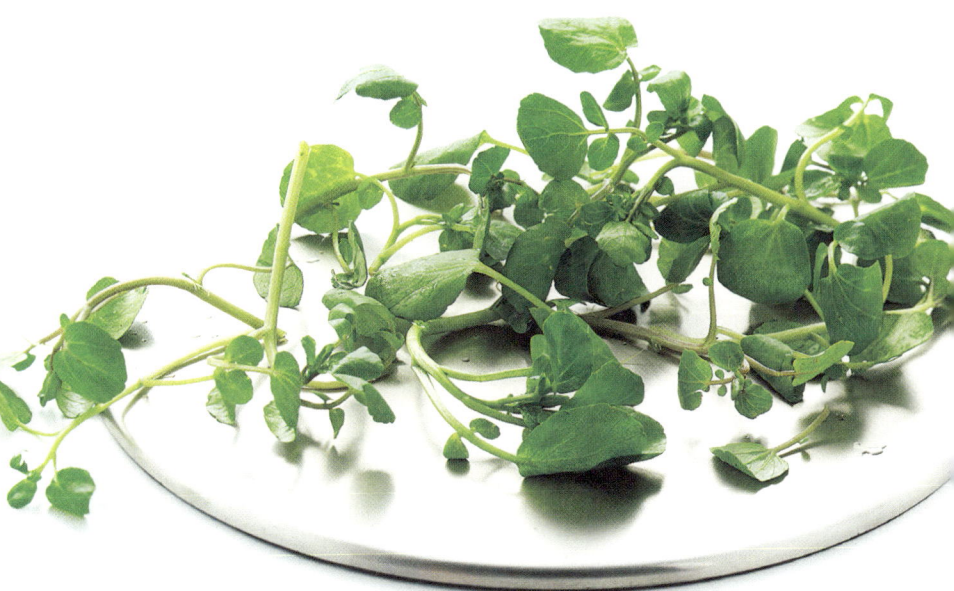

Kohl

Kohl wirkt gründlich reinigend auf das Verdauungssystem, insbesondere auf den Magen und den Dickdarm.

Kohl ist als Grundzutat einer Diätsuppe (Kohlsuppendiät) berühmt geworden. Das kalorien- und fettarme Gemüse wirkt besonders heilsam bei Verstopfung, da es die Peristaltik begünstigt und somit einer Selbstvergiftung durch die Resorption nicht ausgeschiedener Giftstoffe vorbeugt. Grüne Kohlsorten haben die höchste Nährstoffkonzentration. Rote und weiße Sorten sind aber auch gesund, insbesondere wenn sie roh verzehrt werden.

NÄHRSTOFFE
Vitamine C, E, K, Betacarotin, Folsäure; Calcium, Jod, Eisen, Magnesium, Phosphor, Zink; Ballaststoffe

ROTER KRAUTSALAT

500 g Rotkohl, klein-
geschnitzelt
1 rote Zwiebel, gehackt
2 Karotten, gehackt
1 Fenchelknolle, gehackt
2 EL frisch gehackte glatte
Petersilie
6 EL fettarmer Bio-Joghurt
1 EL Weißweinessig
2 TL Dijonsenf
1 TL Honig (nach Belieben)
1 Knoblauchzehe, gepresst
Salz und frisch gemahlener
schwarzer Pfeffer

Gemüse samt Petersilie in eine Schüssel geben und gut vermischen. Für das Dressing die restlichen Zutaten vermischen und über den Salat geben. Gut umrühren und servieren.

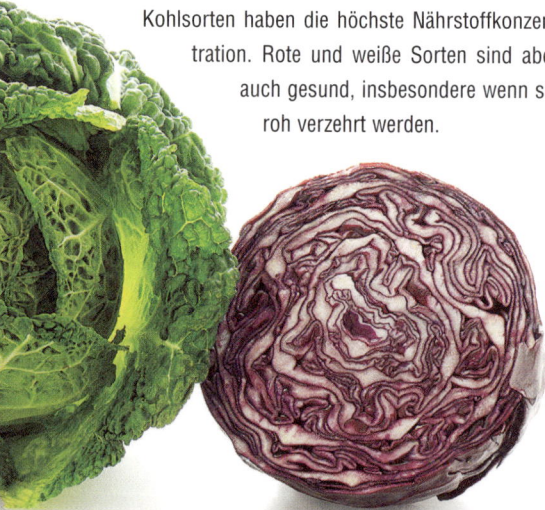

Grünkohl

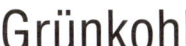

Grünkohl ist eng verwandt mit Weiß- und Rotkohl und dient als höchst nährstoffreiche Diätkost.

Grünkohl hat einen hohen Gehalt an Betacarotin (auch Provitamin A genannt), das der Körper in Vitamin A umwandelt. Vitamin A stärkt das Immun-, Atmungs- und Verdauungssystem und sorgt für gesunde Zähne, Haare und Knochen. Ebenso verbessert es das Hautbild und hilft bei Dermatitis und Schuppenflechte. Der hohe Wasseranteil von Grünkohl fördert die Verdauung. Auf diese Weise ist Grünkohl bestens geeignet für die Gewichtsreduktion. Der Gehalt an Glucosinolaten fördert die Entgiftungsprozesse im Körper.

NÄHRSTOFFE
Vitamine B2, B3, C, E, K, Betacarotin, Folsäure; Eisen, Magnesium, Zink; Ballaststoffe; Glucosinolate

GRÜNKOHL MIT SAMEN

1 Grünkohl, kleingeschnitzelt
1 TL Olivenöl
2 EL gemischte und geröstete Samen
Salz und schwarzer Pfeffer

Öl erhitzen. Grünkohl dazugeben und bei schwacher Temperatur dünsten, bis er gar ist. Abschmecken und Samen einrühren. Als Beilage zu Fleisch- oder Fischgerichten servieren.

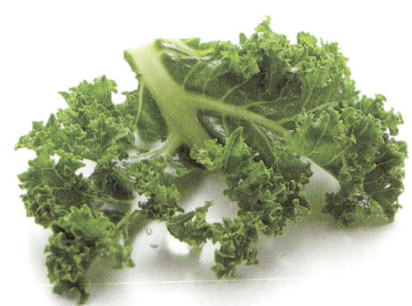

044

Aubergine

Auberginen werten mit ihrer Geschmacksnote zahlreiche Gerichte auf und sind Bestandteil eines schmackhaften kalorienarmen Imbisses.

NÄHRSTOFFE
Betacarotin, Folsäure; Eisen, Phosphor; Ballaststoffe

Weil man Auberginen generell als dünne, fritierte Scheiben kennt, die förmlich vor Fett triefen, werden sie oft von Diäten ausgeschlossen. Dabei braucht man sie nur zu halbieren, mit etwas Öl zu beträufeln und in den Ofen zu schieben, um eine fettarme Köstlichkeit zuzubereiten. Da sie zu den Nachtschattengewächsen gehören, sollte man sie bei Osteoarthritis meiden.

AUBERGINEN-DIP

2 Auberginen
1 Knoblauchzehe, gepresst
2 TL Zitronensaft
2 TL Olivenöl
Salz und frisch gemahlener
  schwarzer Pfeffer
2 EL frisch gehackte glatte
  Petersilie

Einige Löcher in die Haut der Auberginen piksen, halbieren, auf ein leicht gefettetes Backblech legen (die Haut nach oben) und in einem auf 190 °C vorgeheizten Backofen 30 Minuten backen. Haut entfernen, Augerginenfleisch mit den restlichen Zutaten pürieren. Als Dip für Rohkost, Haferkekse oder Roggenbrot servieren.

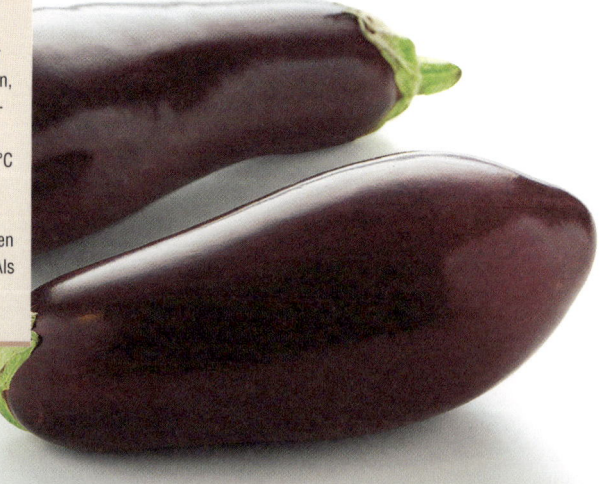

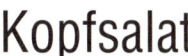

Kopfsalat

Kopfsalat ist ideal für Menschen, die an Wassereinlagerungen und Blähungen leiden.

Der äußerst kalorienarme Salat ist fast schon ein Klassiker bei einer Diät. Tatsächlich hat er aber noch mehr Vorzüge. Er ist reich an antioxidativem Vitamin C sowie Betacarotin und sorgt generell für Gesundheit, kräftige Knochen und ein starkes Bindegewebe.

NÄHRSTOFFE

Vitamine B, C, Betacarotin, Folsäure; Calcium, Eisen, Kalium, Kupfer, Magnesium, Phosphor, Silizium, Zink

---

GEKÜHLTE AVOCADO-KOPFSALAT-SUPPE

250 g fettarmer Bio-Joghurt
1 reife Avocado, geschält und
**   entsteint**
Saft von 1 Zitrone
1 knackiger Kopfsalat
2 EL Schnittlauch, fein
**   geschnitten**
Salz und schwarzer Pfeffer

Joghurt, Avocado und Zitronensaft in einer Küchenmaschine fein pürieren. Dabei langsam Wasser zugeben, bis die Masse die Konsistenz von Milch hat. Kopfsalat und Schnittlauch hinzugeben und zu einer glatten Masse pürieren. Nach Geschmack würzen und gekühlt servieren.

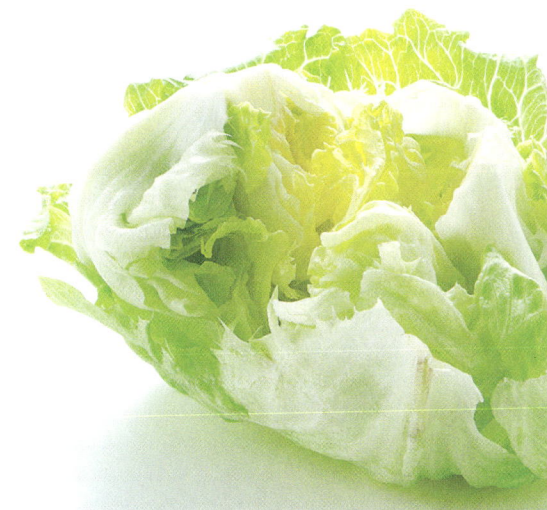

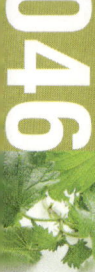

Brennnessel

Seit Jahrhunderten werden Brennnesseln zur Entgiftung von Blut und Leber eingesetzt.

Die Pflanze ist trotz ihres Kontaktgiftes ein wertvolles Nahrungs- und Heilmittel. Die stark harntreibende Brennnessel ist ein erprobtes Mittel gegen Blähungen und Wassereinlagerungen. Sie steigert die Leberfunktion und somit die Entgiftung des Körpers. Auch regt sie den Kreislauf und so den Stoffwechsel an. Ein hoher Gehalt an Antioxidantien stärkt das Immunsystem. Am besten genießt man Brennnesseln als Tee.

NÄHRSTOFFE
Vitamine B1, B2, B3, B5, C, K, Betacarotin; Calcium, Eisen, Kalium, Magnesium

Frische Pflanzen nicht ohne Handschuhe anfassen, bis sie gekocht sind.

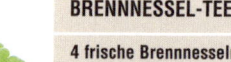

BRENNNESSEL-TEE

4 frische Brennnesseln
½ Zitrone oder Limette

Die Spitzen (obere 7,5 cm) der Brennnesseln abschneiden, waschen und in eine Teekanne geben. Zitrone oder Limette hinzugeben, mit kochendem Wasser bedecken und 5–10 Minuten ziehen lassen.

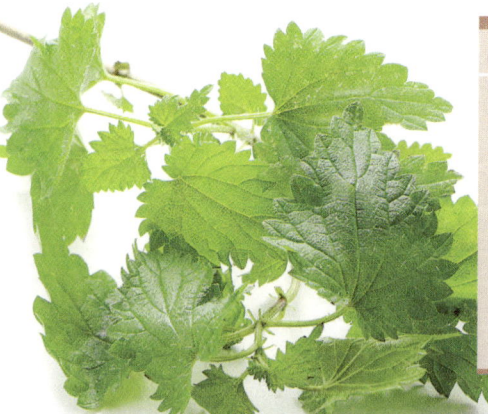

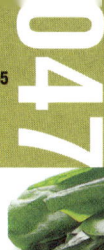

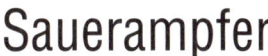

Sauerampfer

Der würzige Blattsalat ist als traditionelles Heilmittel bei Magenverstimmungen bekannt.

Die zitronige Note des Sauerampfers lässt sich gut mit anderen Blattsalaten kombinieren und liefert den gewissen Pfiff. Wie andere grüne Blattsalate ist der Sauerampfer reich an Vitamin C und Eisen. In Suppen und Saucen stärkt er das Immunsystem und die Abwehr gegen Infekte während einer Diät.

NÄHRSTOFFE
Vitamin C, Betacarotin, Folsäure; Eisen

> Verwenden Sie Schildampfer *(Rumex scutatus)* statt des säuerlichen Wiesen-Sauerampfers *(Rumex acetosa)*.

SAUERAMPFER-SALAT

225 g Sauerampferblätter
225 g Feldsalat
225 g Kirschtomaten
2 TL Olivenöl
4 TL Weißweinessig
2 Knoblauchzehen, fein gehackt
4 TL gehackte frische Kräuter

Salatblätter in mundgerechte Stücke zupfen. Mit den Tomaten in eine Schüssel geben. Für das Dressing die restlichen Zutaten in einem Behältnis durchschütteln. Abschmecken und über den Salat geben. Umrühren und servieren.

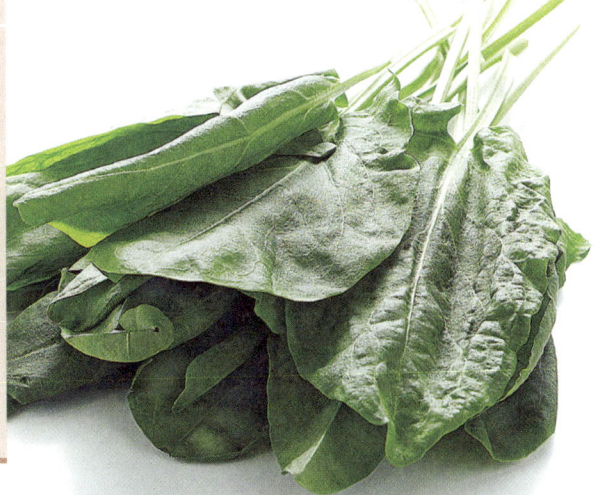

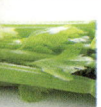

*Stangen-sellerie

NÄHRSTOFFE
Vitamine B3, C, E, Betacarotin,
Folsäure; Calcium, Kalium,
Natrium; Ballaststoffe

SELLERIESAFT

2 kleine Bündchen Brunnen-kresse, gewaschen
1 Stange Sellerie
2 gelbe Paprika, entkernt

Gemüse in mundgerechte Stücke schneiden, in einem Entsafter zu Saft verarbeiten. Umrühren und sofort trinken.

Als Mittel gegen Wassereinlagerungen und wegen seiner entschlackenden Eigenschaften gehört er zu den Top Ten der Diätnahrungsmittel.

Diesen Ruf hat er sich redlich verdient. Die Verdauung von Stangensellerie verbraucht tatsächlich mehr Kalorien, als das Gemüse liefert. Abgesehen davon ist er äußerst nährstoffreich. Wegen seines köstlich salzigen Geschmacks bietet sich Sellerie als gesunde Alternative zum Salzen von Gerichten an. Die meisten Menschen nehmen ohnehin zu viel Salz in ihrem Essen zu sich. Das bringt den Wasser-, Kalium- und Natriumhaushalt des Körpers aus dem Gleichgewicht und verursacht Wassereinlagerungen sowie hohen Blutdruck, was jede Diät beeinträchtigt. Dagegen fördert Stangensellerie die Bildung von roten Blutkörperchen und ist wichtig für die Ausschwemmung von Gift- und Abfallstoffen. Verarbeiten Sie Stangensellerie mit Brunnenkresse und gelber Paprika zu einem Frühstückssaft, der entgiftet, den Kreislauf anregt und den Blutdruck senkt. Oder probieren Sie ihn mit Tomate als alkoholfreie Bloody Mary!

WISSENSWERTES ÜBER STANGENSELLERIE

- Stangensellerie wirkt wohltuend und hilft bei Stress.
- Die alten Griechen verwendeten Sellerieblätter als Lorbeerkranz, um ihre berühmten Athleten zu ehren, während die alten Römer Stangensellerie als Gewürz nutzten.
- Sellerie wirkt sehr erfrischend bei heißem Wetter.
- Stangensellerie kennt man als Rohkost erst seit relativ kurzer Zeit. Bis zum 17. Jahrhundert wurde Sellerie nur medizinisch in gekochter Form angewendet.

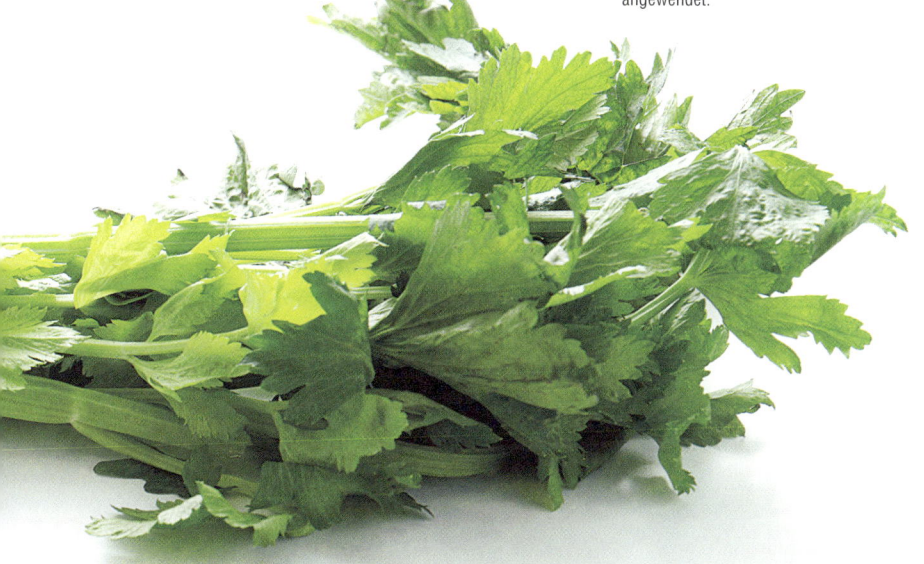

Fenchel

Fenchel stimuliert den Stoffwechsel und reguliert die Blutfettwerte.

NÄHRSTOFFE
Vitamine B6, C, Folsäure; Calcium, Eisen, Kalium, Magnesium, Phosphor, Zink; Ballaststoffe; Phytoöstrogene

Sein Anisaroma gibt Gerichten einen einzigartigen Geschmack. Als Saft, der insbesondere die Leber und das Verdauungssystem reinigt, wirkt Fenchel entgiftend. Auch die Haut profitiert davon. Seine harntreibende Wirkung setzt Wasser frei, das in den Fettzellen eingelagert ist.

GEBACKENER FENCHEL

4 Knollen Fenchel
Saft von 2 Zitronen
4 EL Olivenöl

Fenchel waschen und vierteln. In einer Auflaufform anrichten und mit Zitronensaft und Olivenöl begießen. Nach Geschmack würzen. In einem auf 180 °C vorgeheiztem Ofen 45 Minuten backen. Als Beilage zu Fisch servieren.

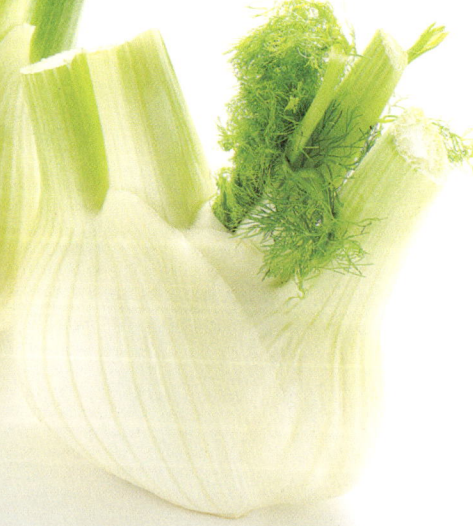

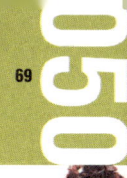

050

Algen

Algen wie auch anderes Meeresgemüse ist reich an Jod, einem lebenswichtigen Mineral, das die Schilddrüsenfunktion fördert und den Stoffwechsel optimal unterstützt.

Algen sind extrem effiziente Entgifter, die gefährliche Schwermetalle aus dem Körper schwemmen. Dank ihres hohen Mineralgehalts gleichen sie den Blutdruck aus und unterstützen die Funktion der Nieren und des Nervensystems. Gleichzeitig fördern Algen das Zellwachstum und erhöhen die Abwehr gegen Infekte. Sie sind ideal für Suppen oder in trockener Form als Garnierung geeignet.

NÄHRSTOFFE

B-Vitamine; Calcium, Eisen, Jod, Kalium, Kupfer, Magnesium, Phosphor, Silizium, Zink; Protein

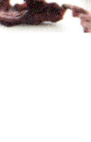

BOHNEN UND ALGEN-BRÜHE

225 g getrocknete Bohnen
115 g Graupen
1 Zwiebel, in Scheiben
1 Karotte, in Scheiben
2 Stangen Sellerie, in
    Scheiben
55 g Spinat
55 g Dulse (Speisealgen)
1 EL Miso
¼ TL Salbei
1 TL Kreuzkümmel
1,2 l Wasser
115 g fettarmer Bio-Joghurt

Bohnen und Graupen über Nacht einweichen. Alle Zutaten außer dem Joghurt in einem Topf aufkochen. Abdecken und 45 Minuten köcheln lassen. Mit Joghurt servieren.

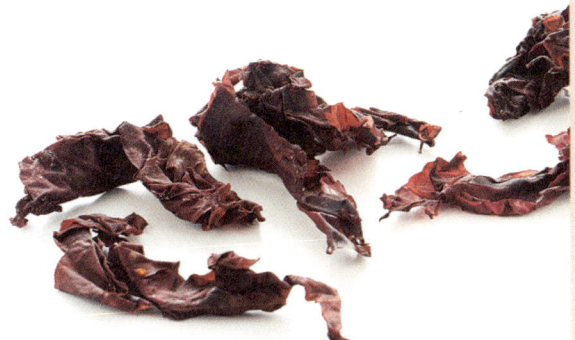

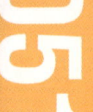
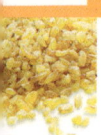

NÄHRSTOFFE
Vitamine B1, B2, B3; Kupfer,
Eisen, Magnesium, Phosphor;
Ballaststoffe; Protein

TABBOULEH

225 g Bulgur
1 Prise Salz
1 Salatgurke, in Scheiben
4 Frühlingszwiebeln, gehackt
4 Tomaten, gehackt
8 EL frisch gehackte Petersilie
2 EL Olivenöl
2 TL Zitronensaft

Bulgur mit kochendem Wasser
(ca. 125 ml) übergießen und
30 Minuten ziehen lassen.
Sobald er abgekühlt ist, Salatgurke, Zwiebeln, Tomaten,
Petersilie, Olivenöl und Zitronensaft einrühren. Nach
Geschmack salzen und pfeffern.
Nach Belieben einige gekochte,
ausgelöste Garnelen hinzugeben.

Bulgur

Das nussig schmeckende Getreide bietet
komplexe Kohlehydrate und Ballaststoffe.

Bulgur wird gebrochen, geröstet und vorgedämpft und erhält
so den köstlich nussigen Geschmack. Der hohe Ballaststoffge-
halt unterstützt die Verdauung. Seine Nährstoffe werden nur
langsam vom Körper aufgenommen, darum hält Bulgur den
Blutzuckerspiegel stabil und dämpft Heißhunger. Ferner senkt
er den Cholesterinspiegel und schützt vor Infekten.

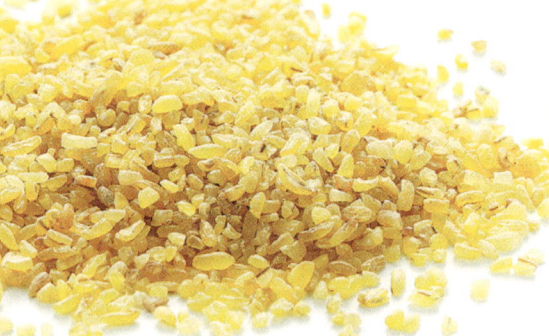

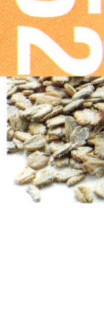

Roggen

Dieses energiereiche Getreide wirkt reinigend auf den Organismus, insbesondere auf die Leber.

Roggen wird generell auch von Menschen vertragen, die gegen Weizen allergisch sind. Er enthält mehr Ballaststoffe und weniger Gluten. Roggen hat einen hohen Sättigungswert und ist somit eine ideale Diätkost. Belegte Roggenbrote sind empfehlenswert während einer Diät, da die verzögerte Energieabgabe hilft, Heißhunger zwischen den Mahlzeiten zu dämpfen.

NÄHRSTOFFE

Vitamine B1, B2, B3, B5, B6, B9, B12, E; Calcium, Eisen, Kalium, Magnesium, Mangan, Phosphor, Zink; Ballaststoffe; Protein

SARDINEN-SANDWICHES

225 g Sardinen aus der Dose
2 Frühlingszwiebeln
2 EL Zitronensaft
2 EL Petersilie, frisch gehackt
schwarzer Pfeffer
8 Schnitten Roggenbrot

Alle Zutaten außer dem Brot mit einer Gabel zu einer Paste zerdrücken. Auf die Roggenbrotschnitten geben und mit Brunnenkresse-Salat servieren.

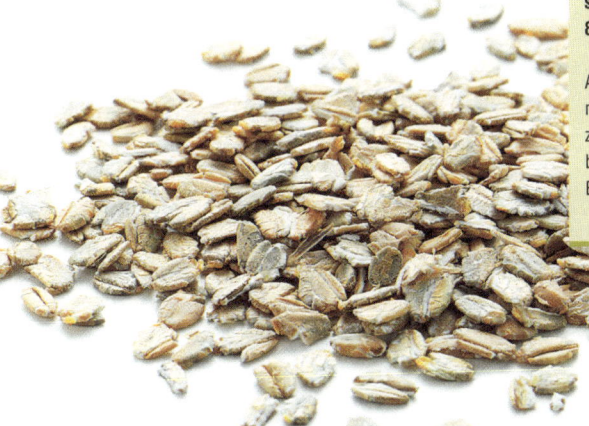

053

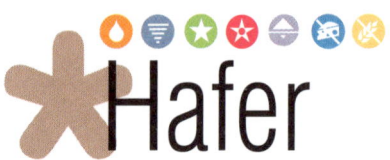

Hafer

BIRCHER-BENNER-MÜSLI

8 EL Haferflocken
8 EL Rosinen oder Sultaninen
8 EL Apfel- oder Ananassaft
2 Äpfel oder Birnen
4 EL gemischte Nüsse, gehackt
1 TL frisch geriebener Ingwer
2 TL Honig (nach Belieben)
8 EL fettarmer Bio-Joghurt

Haferflocken, Rosinen bzw. Sultaninen im Saft über Nacht ziehen lassen. Anderntags Äpfel
bzw. Birnen unter die Haferflocken reiben und zusammen mit
Nüssen, Ingwer und Honig verrühren. Joghurt darübergeben
und servieren. Zur Abwechslung
auch andere Obstsorten verwenden.

Hafer ist eine der nährstoffreichsten Getreide-
arten. Er ist reich an Protein und enthält lösliche
Ballaststoffe, die dafür sorgen, dass das Verdauungssystem optimal arbeitet.

Hafer reduziert die Aufnahme von Kohlehydraten in die Blutbahn und stabilisiert somit den Blutzuckerspiegel, wobei Heißhungerattacken auf ein Minimum reduziert werden. Er wirkt
stabilisierend auf die mentale Verfassung, was insbesondere
bei PMS eine Rolle spielt, da Hafer den Östrogenspiegel aus-
gleicht. Die löslichen Ballaststoffe senken den Cholesterinspiegel sowie den Blutdruck und stärken das Herz-Kreislauf-System. Hafer kann auch die Schilddrüse stimulieren, die Hormone
produziert, die die Verstoffwechslung von Energie aus Nahrungsmitteln regulieren. Hafer liefert zudem Quellstoffe, die
den Verdauungsprozess verbessern, und wirkt somit präventiv
oder lindernd bei Verstopfung. Gleichzeitig besänftigt Hafer den
Verdauungstrakt, insbesondere bei Gastritis oder beim Reizdarmsyndrom. Weil Hafer Nahrung und Karzinogene über den
Verdauungstrakt ausschwemmt, kann er Darmkrebs vorbeugen. Verwenden Sie Haferflocken oder Hafermehl (mit Magermilch ein ausgezeichnetes Diätfrühstuck) statt schnell löslicher
Schmelzflocken. Die Verarbeitung von Hafer zu Schmelzflocken

beeinträchtigt dessen Nährwert. Hafer kann man roh oder gekocht verzehren. Haferkekse sind ideal für die Diät. Hafer bietet Allergikern eine gute Alternative zu Weizen. Menschen mit Zöliakie (Glutenunverträglichkeit) sollten jedoch auf jegliche glutenhaltige Nahrung (Hafer, Roggen, Gerste, Weizen usw.) verzichten.

WISSENSWERTES ÜBER HAFER

- Hafer ist für seine beruhigende Wirkung bekannt; als Hausmittel gegen Schlaflosigkeit wird empfohlen, auf einem mit Hafer gefüllten Kissen zu schlafen.
- Hafer sorgt für starke Knochen und ein starkes Bindegewebe. Er ist förderlich für die Rekonvaleszenz, insbesondere nach einer Geburt.

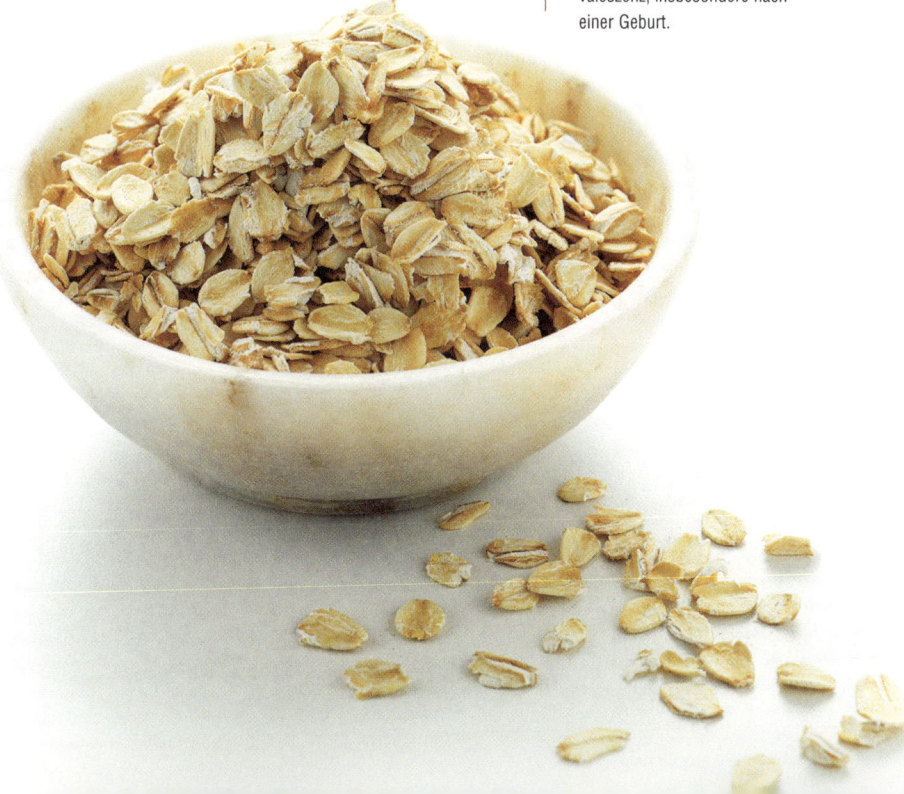

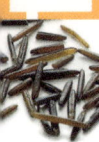

Wildreis

NÄHRSTOFFE
Vitamin E; Jod, Kalium, Selen; Ballaststoffe; Protein; Tryptophan

Protein- und ballaststoffreicher Wildreis ist eigentlich kein Reis, sondern gehört zu den Süßgräsern.

Wildreis *(Zizania aquatica)* hat ein zart nussiges Aroma und kann pur oder mit Naturreis gemischt gegessen werden. Er ist eine hervorragende Quelle an Protein und Ballaststoffen und enthält auch die Aminosäure Tryptophan, ein natürliches Beruhigungsmittel – nützlich bei Schlafstörungen – und ein Stimmungsaufheller. Die Erhöhung des Typtophanspiegels lindert Symptome bei Depression, Angstzuständen und PMS.

GARNELEN-RISOTTO

2 EL Olivenöl
2 Handvoll Gemüse (Paprika, Fenchel, Sellerie, Zucchini oder Karotten), fein gehackt
115 g Wildreis
115 g Naturreis
250 g gekochte Garnelen, küchenfertig
2 gehäufte EL frisch gehackte Kräuter (Petersilie, Koriander, Basilikum oder Estragon)
Salz und frisch gemahlener schwarzer Pfeffer

1 Esslöffel Öl in einer Pfanne erhitzen und das Gemüse 10 Minuten andünsten. Restliches Öl in einer anderen Pfanne erhitzen und den Reis 2 Minuten anbraten. 300 ml kochendes Wasser hinzugeben, aufkochen und köcheln lassen, bis der Reis weich ist. (Packungsbeilage beachten!). Kräuter und Gewürze hinzugeben, Gemüse und Garnelen einrühren und servieren.

055

Naturreis

Als Diätkost ist er besser geeignet als polierter Reis, denn seine langsam abbaubaren Kohlehydrate gleichen den Blutzuckerspiegel aus.

Naturreis ist ein guter Lieferant von Protein und Ballaststoffen. Außerdem wirkt er stark entgiftend und regulierend auf den Verdauungstrakt. Er verhindert Wassereinlagerungen und lindert PMS-Symptome wie Brustspannen. Auch ist er reich an immunsystemstärkenden B-Vitaminen. Doch Naturreis bietet noch mehr: Er ist nicht nur nährstoffreicher als polierter Reis, sondern auch sättigender, sodass man mit relativ kleinen Portionen zufrieden ist.

NÄHRSTOFFE
Vitamine B3, B5, B6, Folsäure; Calcium, Eisen, Kalium, Magnesium, Mangan, Phosphor, Zink; Ballaststoffe; Protein

KEDGEREE

350 g geräucherter Schellfisch
1 EL Olivenöl
1 Zwiebel, fein gehackt
½ TL Koriander, fein gehackt
½ TL Kreuzkümmel
1 TL Kurkuma
¼ TL Cayennepfeffer
100 g Naturreis
2 EL Petersilie, frisch gehackt

Fisch in kochendem Wasser 15 Minuten pochieren, abtropfen lassen und in Stücke teilen. Öl erhitzen, Zwiebel und Gewürze darin anbraten. Reis und 400 ml kochendes Wasser hinzugeben und 30–40 Minuten köcheln lassen, bis der Reis weich ist. Fisch und Petersilie einrühren und servieren.

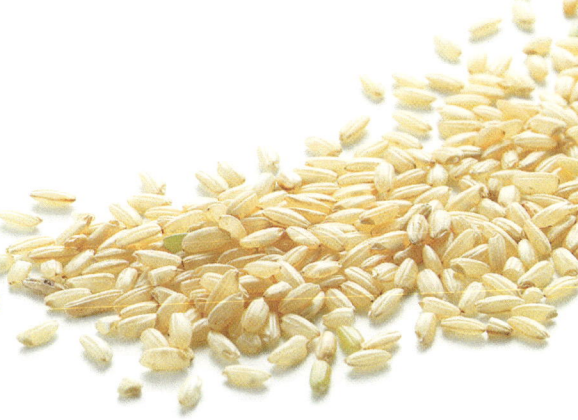

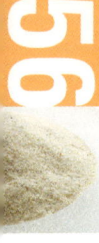

Psyllium

NÄHRSTOFFE
Calcium, Kalium, Magnesium,
Phosphor, Zink; Ballaststoffe

Psyllium ist ein Laxativum, das in Indien seit Jahrhunderten zur Darmpflege benutzt wird.

Alternativ zu dem Vitalgetränk können Sie Psyllium-Kapseln im Reformhaus kaufen.

Psyllium, auch als Indischer Flohsamen bekannt, gewinnt man aus den gemahlenen Samenschalen von *Plantago ovata*. Es reinigt den Verdauungstrakt von bakteriellem und Pilzbefall. Streuen Sie einen Esslöffel auf Suppen oder Salate. Bei Verstopfung oder einer Entschlackungskur trinken Sie die Samen vermischt mit einem Glas Wasser. Bei einer solchen Kur sollten Sie täglich mindestens acht Gläser Wasser zusätzlich trinken.

PSYLLIUMSCHALEN-SAFT

1 gehäufter EL Psyllium
1 großes Glas Wasser

Psyllium ins Wasser einrühren und sofort trinken, damit das Getränk nicht andickt. Trinken Sie danach ein Glas klares Wasser.

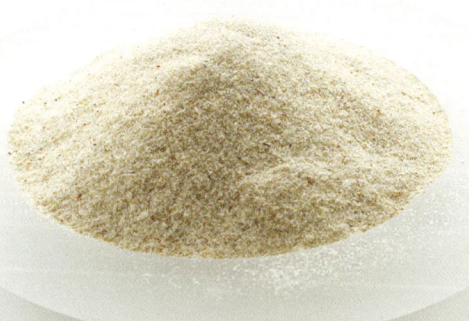

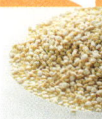

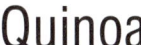

Quinoa

Quinoa, das Getreide aus den Anden, gewinnt immer mehr an Akzeptanz in Europa und ist ein Muss bei einer Reduktionsdiät.

Die köstlich nussigen, glutenfreien Körner sind sehr leicht verdaulich und ideal für Menschen mit Zöliakie. Quinoa ist vollgepackt mit Proteinen, liefert mehr Calcium als Milch und enthält alle acht essenziellen Aminosäuren inklusive Lysin, das virale Infekte bekämpft. Die langsam abbaubaren Kohlehydrate regulieren den Blutzuckerspiegel und dämpfen Heißhungerattacken.

NÄHRSTOFFE
Vitamine B3, B5, B6, Folsäure; Calcium, Eisen, Kalium, Magnesium, Mangan, Phosphor, Zink; Ballaststoffe; Lysin; Protein

QUINOA-GEMÜSE

225 g Quinoa
2 TL Gemüsefond
2 EL Olivenöl
2 Zwiebeln, fein gehackt
2 Knoblauchzehen, gepresst
2 grüne Paprika, entkernt und gewürfelt
225 g Zucchini, in Scheiben
225 g Tomaten, in Vierteln

Quinoa und Gemüsefond in einen Topf mit 300 ml Wasser geben, aufkochen und 15 Minuten köcheln lassen. Öl in einer Pfanne erhitzen, Zwiebeln, Paprika und Knoblauch 2 Minuten anbraten. Restliches Gemüse hinzugeben und 2 Minuten pfannenrühren. Mit Quinoa mischen und nach Belieben abschmecken.

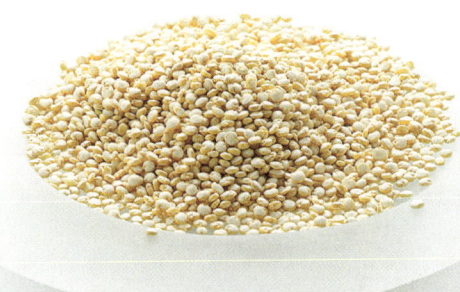

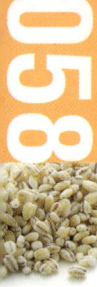

Gerste

Weil die komplexen Kohlehydrate ihre Energie nur langsam entfalten, hält Gerste lange satt und wirkt so Heißhunger und Essanfällen entgegen.

Gerste ist sanft abführend und wirkt wohltuend und stabilisierend auf den Verdauungstrakt. Sie sättigt und wärmt und ist ideal für Wintersuppen. So tanken Sie in der kalten Jahreszeit Energie, ohne Pfunde anzusetzen. Als Perlgraupen sollte man Gerste vor der Verwendung über Nacht in Wasser einweichen.

NÄHRSTOFFE

Vitamine B1, B2, B3, B5, B6, B9, B12, E, Folsäure; Calcium, Eisen, Magnesium, Mangan, Phosphor, Zink; Ballaststoffe; Protein

BOHNENSUPPE MIT GRAUPEN

225 g getrocknete Bohnen (Aduki-, Schwarzaugen- oder Kidneybohnen)
225 g Perlgraupen
2 große Zwiebeln, gehackt
4 Karotten, gehackt
4 Stangen Sellerie, gehackt
175 g Spinat
4 EL Tomatenmark
2 EL Miso
1 TL Salbei
1 EL Kreuzkümmel
4 EL fettarmer Bio-Joghurt

Bohnen und Graupen über Nacht in Wasser einweichen. Mit den anderen Zutaten (außer dem Joghurt) in 1,2 l Wasser aufkochen und 45 Minuten köcheln lassen. Mit Joghurt servieren.

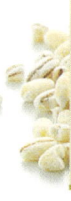

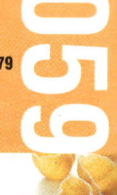

059

Vollkornpasta

Pasta-Liebhaber können sich freuen: Auch Nudeln gehören jetzt auf den Diätplan.

Viele Menschen meiden Pasta während einer Diät. Dabei liegt das Problem eher bei den Saucen. Verwenden Sie Vollkornnudeln (auch weizenfreie Sorten sind erhältlich), denn sie enthalten mehr Nährstoffe, sind schwerer zu verdauen und folglich schwerer in Fett umzuwandeln. Der hohe Ballaststoffanteil hemmt die Absorption von Zucker. Vollkornpasta ist zudem sättigender – man ist mit kleineren Portionen zufrieden.

NÄHRSTOFFE

Vitamine B3, B5, B6, Folsäure; Calcium, Eisen, Kalium, Magnesium, Mangan, Phosphor, Zink; Ballaststoffe; Protein

PASTA MIT DREI-KRÄUTER-SAUCE

300 g Vollkornnudeln (Sorte nach Belieben)
1 EL Olivenöl
1 Knoblauchzehe, gehackt
2 Handvoll gehackte Basilikum-, Petersilie- und Estragonblätter
2 EL Gemüsebrühe
Salz und schwarzer Pfeffer

Pasta *al dente* kochen. Unterdessen Öl, Knoblauch, Kräuter und Gewürze in einer Küchenmaschine zu einer glatten Sauce pürieren. Pasta abtropfen lassen und in eine Schüssel geben. Kräutersauce über die Pasta geben und servieren.

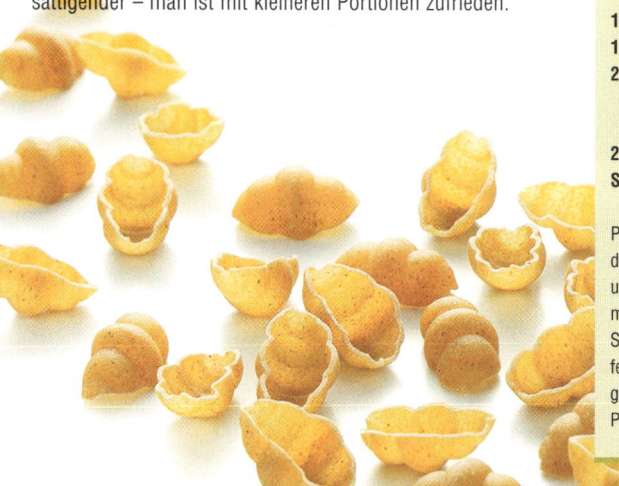

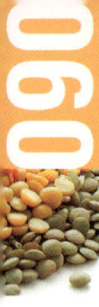

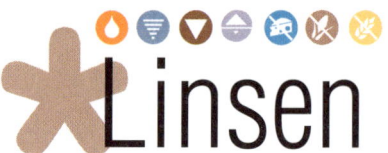

Linsen

NÄHRSTOFFE
Vitamine B3, B5, B6, B9, Folsäure; Calcium, Eisen, Kalium, Magnesium, Mangan, Phosphor, Selen, Zink; Ballaststoffe; Protein

WISSENSWERTES ÜBER LINSEN
- Linsen wirken entzündungshemmend, insbesondere bei Gelenkrheuma.
- Es gibt zunehmend Hinweise dafür, dass Linsen das Risiko von Brustkrebs mindern und vor Myomen (gutartigen Tumoren, die am häufigsten bei kinderlosen Frauen vor den Wechseljahren auftreten) schützen.
- Linsen wirken lindernd bei Wechseljahresbeschwerden wie Hitzewallungen und Nachtschweiß und werden oft von Heilpraktikern als Alternative zur Hormonersatztherapie empfohlen.

Linsen sind vollgepackt mit Protein und B-Vitaminen. Damit gehören sie zu den besten diätischen Nahrungsmitteln.

Reich an Mineralien und Ballaststoffen reinigen Linsen den Verdauungstrakt und fördern eine gesunde Darmflora. Sie dienen als Grundpfeiler einer jeden Entgiftungsdiät, wirken zudem blutreinigend und bekämpfen das gesundheitsschädliche LDL-Cholesterin. Dank ihres Vitamin-B-Gehalts reduzieren sie Bluthochdruck.

LINSEN-SELLERIE-SUPPE

1 EL Olivenöl
1 Zwiebel, gehackt
2 Knoblauchzehen, gepresst
225 g Linsen
1 EL Gemüsefond
1 Stange Sellerie
Saft von 1 Zitrone
Salz und schwarzer Pfeffer

Öl erhitzen, Zwiebel und Knoblauch darin 2 Minuten anbraten. 1,2 Liter Wasser, Linsen und Fond hinzugeben. Aufkochen, Sellerie hinzugeben, abdecken und unter gelegentlichem Rühren 20 Minuten köcheln lassen. Dabei ab und zu den Wasserstand kontrollieren und eventuell Wasser nachfüllen. Zitronensaft hinzugeben, mit Pfeffer und einer Prise Salz nachwürzen. Im Kühlschrank ist die Suppe bis zu 2 Tagen haltbar; sie kann aber auch eingefroren werden.

Darüber hinaus sind sie eine fantastische Quelle an Protein und Eisen, die wichtig für den Energiehaushalt und den Stoffwechsel sind. Das macht sie für Vegetarier und Menschen, die während einer Diät wenige tierische Fette zu sich nehmen möchten, interessant. Ihre langsam abbaubaren komplexen Kohlehydrate versorgen den Körper über lange Zeit mit Energie und beugen somit extremen Schwankungen des Blutzuckerspiegels sowie Stimmungsschwankungen vor.

Linsen enthalten Phytoöstrogene, die bei Stimmungsschwankungen und PMS stabilisierend wirken.

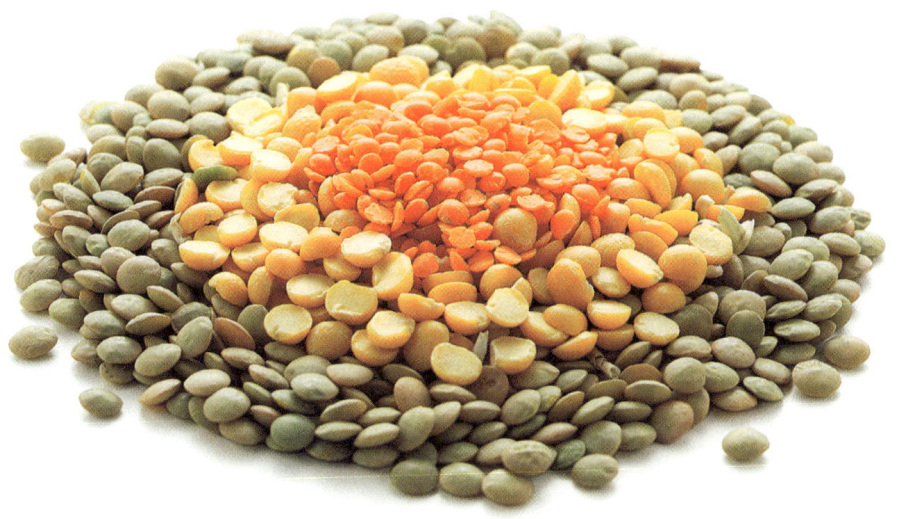

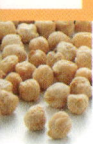

Kichererbsen

NÄHRSTOFFE
Vitamine B1, B2, B3, B5, E,
Folsäure; Calcium, Eisen, Kalium,
Magnesium, Mangan, Phosphor,
Zink; Ballaststoffe; Protein

Die ballaststoffreichen Erbsen sorgen für ein gesundes Verdauungssystem.

Sie geben ihre Energie verzögert ab und sind zudem vollge-packt mit Nährstoffen. Wegen ihres hohen Gehalts an Vitamin E steigern sie die Infektionsabwehr während einer Diät. Sie fin-den Verwendung in Suppen und Eintöpfen, und als Hummus sind sie eines der schmackhaftesten Diätgerichte überhaupt. Hummus ist nahrhaft und vielseitig. Genießen Sie ihn als Salat-dressing, als Imbiss oder als leichte vollwertige Mahlzeit. Als Aufstrich für Haferkekse oder als Rohkost-Dip ist er ebenfalls besonders schmackhaft.

HUMMUS

225 g Kichererbsen
4 EL Tahin
4 Knoblauchzehen, gehackt
Saft von 2 Zitronen
2 EL Olivenöl
2 TL Kreuzkümmel
4 EL frisch gehackte glatte
Petersilie

Kichererbsen über Nacht in Wasser einweichen. Abtropfen lassen, in einen Topf geben und mit Wasser bedecken. Auf-kochen und 2 Stunden köcheln lassen. Abtropfen lassen und 125 ml des Kochsuds beiseite-stellen. Kichererbsen, restliche Zutaten und Kochsud in der Küchenmaschine zu einer cre-migen Masse pürieren. Mit Pfeffer abschmecken.

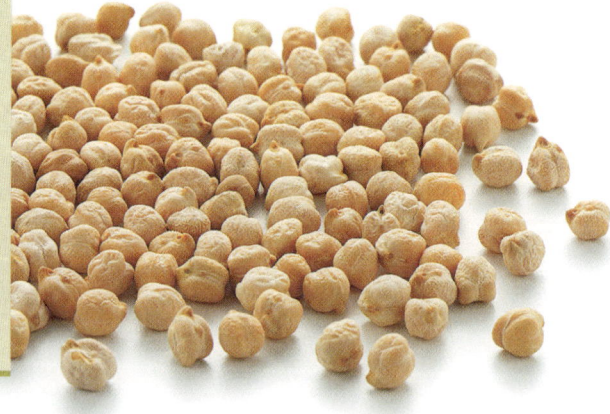

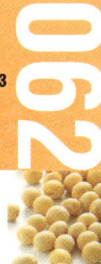

Soja

Omega-3-Fettsäuren, Aminosäuren sowie Phytoöstrogene, Protein, Mineralien und Vitamine – die
Sojabohne ist die nahrhafteste Bohne überhaupt.

Egal ob naturbelassen als Bohne oder verarbeitet als Mehl,
Milch, Miso, Joghurt, Tofu oder Sojasauce – der Ballaststoff-
gehalt wirkt vorbeugend sowie lindernd bei Verstopfung. Die
verzögerte Abgabe der Energie hält den Blutzuckerspiegel stabil und beugt Heißhunger und Essanfällen vor. Aufgrund des
hohen Gehalts an Phytoöstrogenen schützt Soja vor hormon-
abhängigen Krebserkrankungen wie Brust-, Gebärmutterhals-,
Eierstock- und Prostatakrebs.

NÄHRSTOFFE

Vitamine B2, B6, C, E, Folsäure;
Calcium, Eisen, Magnesium,
Mangan, Phosphor, Zink; Ballast-
stoffe; Omega-3-Fettsäuren;
Phytoöstrogene; Protein

SHOYU-DRESSING

Shoyu ist eine natürlich fer-
mentierte Sauce aus Sojabohnen und Weizen und ganz ohne
Zucker und Zusatzstoffe, die
man in herkömmlicher Sojasauce findet. Shoyu hat zudem
ein intensiveres Aroma.

185 ml Olivenöl
2 EL Shoyu
Saft von 1 Zitrone
2 Knoblauchzehen, gepresst
schwarzer Pfeffer

Alle Zutaten in ein Glas mit
Drehverschluss füllen und
kräftig durchschütteln. Das
Dressing ist im Kühlschrank
bis zu 2 Wochen haltbar.

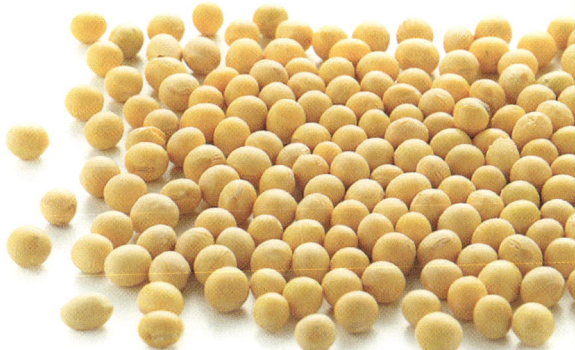

Sprossengemüse

NÄHRSTOFFE
Vitamine B3, B6, C, E, Betacarotin,
Folsäure; Eisen; Protein

Die kalorienarmen, vitaminreichen und schmackhaften Sprossen bereichern jeden Speiseplan.

Wenn man einen Samen oder eine Bohne ankeimen lässt, steigert sich der Vitamingehalt binnen weniger Tage um bis zu
2000 Prozent! Solche Keimlinge sind nicht nur gut verdaulich,
sondern stellen eine gesunde und würzige Alternative zu kalo-
rienreichen Dressings für Salate dar, sind aber auch ideal für
Suppen, Pfannengerichte und belegte Brote. Auf der Fenster-
bank lässt sich Sprossengemüse leicht anzüchten. Beliebt sind
Sesam- und Sonnenblumensamen, Mung-, Aduki- und Sojabohnen, Alfalfa, Kichererbsen oder Linsen.

SPROSSEN ZÜCHTEN

**Samen Ihrer Wahl
Anzuchtgefäß**

Samen einige Stunden in Wasser einweichen, das Wasser
ablaufen laufen. In das
Anzuchtgefäß geben und dieses mit abgekochtem, kaltem
Wasser auffüllen. Einige Stunden quellen lassen. An einem
warmen, hellen Ort aufbewahren und täglich spülen. Je nach
Samenart kann nach 2–6 Tagen
geerntet werden. Im Handel
sind eine Vielzahl von speziel-
len Keimgeräten erhältlich, die
einen Pilz- oder Bakterienbefall
verhindern.

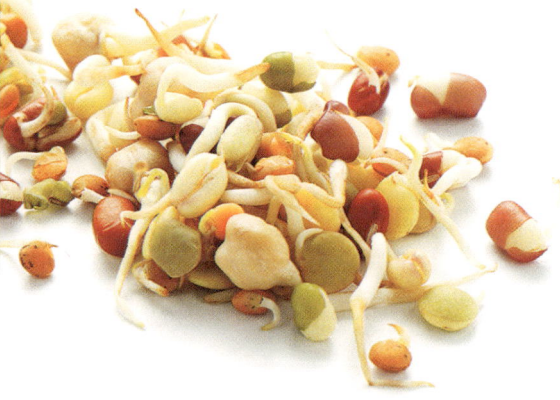

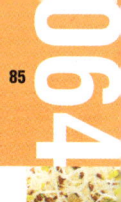

Alfalfasprossen

Alfalfasprossen werten jedes belegte Brot oder einen Salat mit lebenswichtigen Mineralien auf – fast ohne zusätzliche Kalorien.

Alfalfasprossen sind inzwischen auch im Handel leicht erhältlich. Alle möglichen Salate oder belegten Brote kann man mit dem aromatischen Geschmack und der zarten Konsistenz dieser Sprossen aufpeppen. Insbesondere in Kombination mit Chicorée steigern sie die Aufnahmebereitschaft von Zink, was die Leberfunktion und den Hormonhaushalt unterstützt und das Zellwachstum sowie die Zellerneuerung fördert.

NÄHRSTOFFE
Calcium, Kalium, Magnesium, Mangan, Natrium, Zink

ALFALFA-SALAT

225 g gemischte Salatblätter (Kopfsalat, Brunnenkresse oder Spinat)
4 große Tomaten
115 g Alfalfasprossen
1 TL Weißweinessig
2 TL Olivenöl
1 Frühlingszwiebel, gehackt
1 Knoblauchzehe, gepresst
Salz und schwarzer Pfeffer

Salat waschen, Tomaten in Spalten schneiden und in einer großen Schüssel mit den Alfalfasprossen vermischen. Für das Dressing die restlichen Zutaten vermischen und unmittelbar vor dem Servieren über den Salat geben.

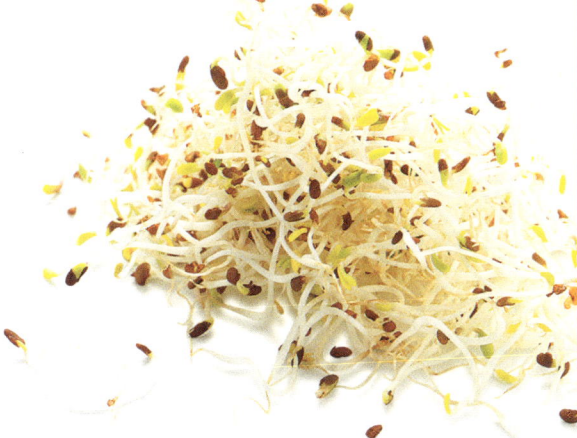

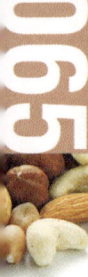

Nüsse

Ihre Eigenschaften machen Nüsse zu einer idealen Leckerei für zwischendurch.

Nüsse sind ausgezeichnete Lieferanten von Protein und Ballaststoffen, insbesondere für Vegetarier. Naturbelassen (roh, ungesalzen und unverarbeitet) sind sie eine reiche Quelle antioxidativer Vitamine und Mineralien. Bei ihren Fetten handelt es sich um einfach ungesättigte Fettsäuren, die das gesundheitsschädliche LDL-Cholesterin bekämpfen. Cashewkerne, Walnüsse, Haselnüsse und Mandeln zählen zu den nährstoffreichsten Sorten. Sie enthalten eine große Bandbreite an B-Vitaminen.

NÄHRSTOFFE
Vitamine B2, B3, C, E, Folsäure; Calcium, Eisen, Kalium, Magnesium, Phosphor, Selen, Zink; Ballaststoffe; Protein

HIMBEER-HASELNUSS-KROKANT

115 g Haselnüsse, gehackt und geröstet
2 EL Honig
115 g Vollkorn-Semmelbrösel, geröstet
280 g Himbeeren
4 EL fettarmer Bio-Joghurt

Nüsse und Honig in die Semmelbrösel einrühren. Mit den Himbeeren schichtweise in Schalen füllen und mit Joghurt servieren.

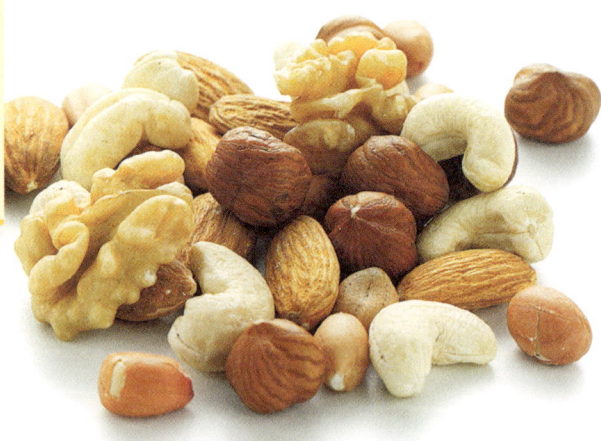

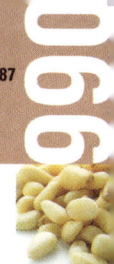

Pinienkerne

Pinienkerne haben einen Gesamtfettgehalt, der niedriger ist als der anderer Nüsse, und sind reich an Protein und essenziellen Fettsäuren. Damit sind sie ein köstlicher Ersatz für tierisches Protein.

Zwar sollte während einer Reduktionsdiät auf fettreiche Kost verzichtet werden, dennoch ist es unerlässlich, einige bestimmte Fette aufzunehmen. Pinienkerne sind eine reiche Quelle an gesundheitsfördernden mehrfach ungesättigten Fettsäuren, die die Fettverbrennung steigern, den Cholesterinspiegel senken und das Blut verdünnen.

NÄHRSTOFFE
Vitamine B1, B2, B3, E; Calcium, Eisen, Magnesium, Mangan, Zink; Protein

BRUNNENKRESSE-PINIENKERN-SALAT

85 g Pinienkerne
175 g Brunnenkresse
1 Avocado, geschält, entsteint und gehackt
4 Tomaten, in Vierteln
2 EL Olivenöl
1 TL Weißweinessig
1 TL Senf
Salz und schwarzer Pfeffer

Pinienkerne in einer ungefetteten Pfanne unter ständigem Rühren goldbraun rösten. Brunnenkresse, Avocado und Tomaten in eine Schüssel geben und mit den Pinienkernen bestreuen. Aus den restlichen Zutaten ein Dressing herstellen und nach Geschmack würzen. Dressing über den Salat geben und servieren.

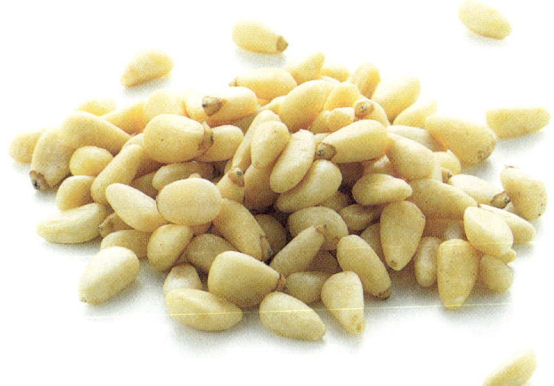

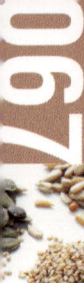

Samen und Kerne

NÄHRSTOFFE
Vitamine A, B, D, E, K; Calcium,
Eisen, Magnesium, Mangan,
Phosphor, Zink; Omega-3-Fett-
säuren und Omega-6-Fettsäuren;
Pektin; Protein

WISSENSWERTES ÜBER SAMEN

- Sonnenblumenkerne stärken das
  Sehvermögen und senken das
  Risiko von grauem Star.
- Sesamsaat stärkt das Herz sowie
  das Immun- und Nervensystem.
- Kürbiskerne fördern die Wund-
  heilung und werden traditionell
  mit einer gesunden Prostata
  sowie mit dem Abbau von Gallensteinen in Verbindung
  gebracht.
- Rösten Sie Sonnenblumenkerne
  und Sesamsaat in einer ungefetteten Pfanne, um den nussigen
  Geschmack zu intensivieren. Nur
  Kürbiskerne sollten nicht erhitzt
  werden.
- Streuen Sie einen Esslöffel
  gemischte Samen über Suppen
  und Salate, um sie geschmacklich und nährstofflich anzurei-
  chern.

Es lohnt sich, Sonnenblumen- und Kürbiskerne
sowie Sesamsaat auf den Speiseplan zu setzen.

Alle drei sind förderlich für die Gesundheit des Verdauungstrakts. Sie entgiften das Verdauungssystem und beugen Verstopfung vor. Der Ballaststoff Pektin, den Sonnenblumenkerne
liefern, ist ein besonders wirksamer Entgifter. Sesamsaat erfüllt
diese Funktion aufgrund seines Gehalts an antioxidativem Zink
und Selen. Außerdem hemmt Sesam die Absorption von Cholesterin. Das Sesamkorn ist zudem ein wertvoller Proteinlieferant mit einem reichen Gehalt an essenziellen Omega-3-Fett-

FRÜHSTÜCKSJOGHURT MIT SAMEN UND KERNEN

**4 EL Sonnenblumen- und Kür-
biskerne sowie Sesamsaat
400 ml fettarmer Bio-Joghurt
1 TL Honig (nach Belieben)**

Sonnenblumenkerne und Sesamsaat in einer ungefetteten Pfanne

goldbraun rösten. Mit den Kür-
biskernen vermischen. In den
Joghurt geben, nach Belieben mit
Honig nachsüßen. Zur Abwechs-
lung frisches Obst dazugeben.
Ein perfektes Frühstück!

säuren und (wie Sonnenblumenkerne) Omega-6-Fettsäuren. Diese beiden Fettsäure-Gruppen müssen über die Ernährung aufgenommen werden, da der Körper sie nicht bilden kann. Sie sind erforderlich für die Regeneration gesunder Zellen, zur Vorbeugung von Thrombose und zum Schutz vor Herzerkrankungen. Sesamsaat nährt die Haut, lindert die Symptome einer Gelenkentzündung und beugt bestimmten Krebsarten vor.

Samen enthalten das Antioxidans Zink, das für eine reine und strahlende Haut sorgt.

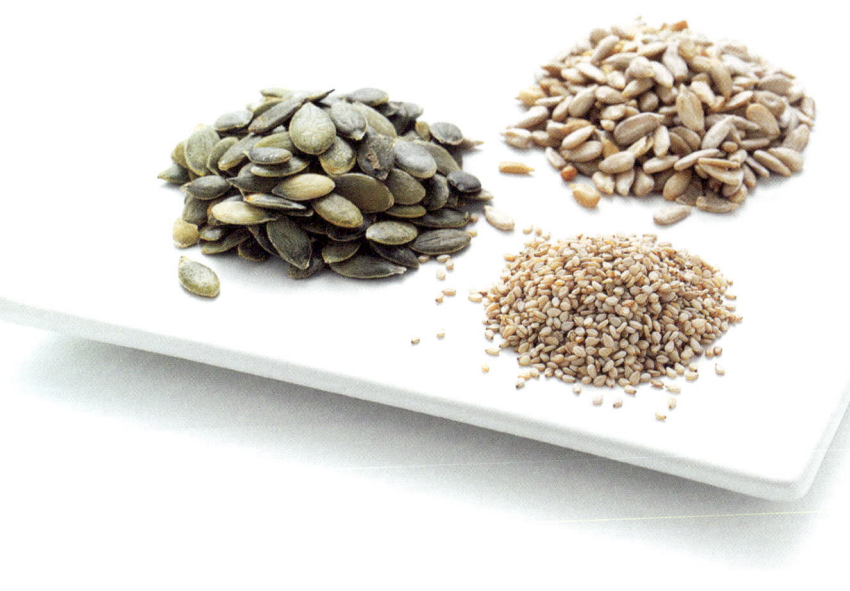

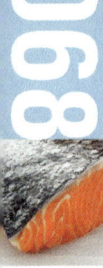

Lachs

NÄHRSTOFFE
Vitamine A, B12, D, E, Folsäure;
Calcium, Selen; Omega-3-Fett-
säuren; Protein

Reich an Omega-3-Fettsäuren ist Lachs einer der
gesündesten Proteinlieferanten.

Auf die essenziellen Fettsäuren im Lachs sollten diätbewusste
Menschen nicht verzichten, da sie für den Körper unabdingbar
sind. Diese Fette werden im menschlichen Körper nicht syn-
thetisiert und müssen über die Nahrung aufgenommen werden.
Unter anderem fördern sie die Gesundheit des Herz-Kreislauf-
Systems, regulieren den Cholesterinspiegel, verbessern den
Verdauungsprozess und steigern die Fettverbrennung.

LACHS-BRATLINGE

115 g Kartoffeln, geschält,
   geviertelt
115 g Süßkartoffeln, geschält,
   geviertelt
280 g Lachsfilet, ohne Haut
1 EL Mehl
2 EL Olivenöl

Kartoffeln und Süßkartoffeln
kochen, bis sie gerade gar sind.
Unterdessen den Lachs in
kleine Stücke schneiden. Die
Kartoffeln zu Püree stampfen,
mit Lachs vermischen und
abschmecken. Die Masse mit
bemehlten Händen vierteln und
zu Küchlein formen. Öl erhitzen
und die Küchlein auf jeder Seite
3 Minuten anbraten.

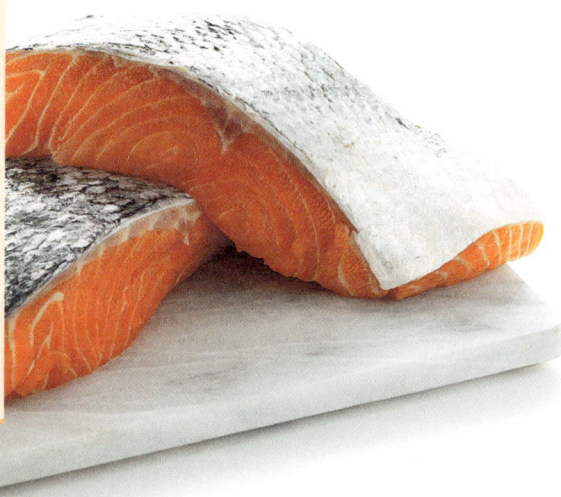

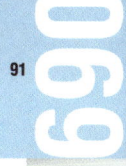

Makrele

Die Makrele enthält nicht nur Selen und Vitamin E, sondern ist auch ein großartiger Proteinlieferant.

Die Makrele ist vollgepackt mit essenziellen Fettsäuren, die intensiv rehydrierend auf trockene Haut wirken. Sie gehört zu den wenigen Nahrungsmitteln, die Vitamin D enthalten, das sich ansonsten im Körper durch UV-Strahlung des Sonnenlichts bildet und das lebenswichtig für den Knochenbau ist. Vitamin E und Selen wirken zusammen mit den essenziellen Fettsäuren und schützen somit das Herz.

NÄHRSTOFFE

Vitamine B3, B6, B12, D, E; Calcium, Jod, Kalium, Selen; Omega-3-Fettsäuren; Protein

MAKRELEN-PASTETE

2 große geräucherte Makrelen
85 g fettarmer Bio-Joghurt
85 g fettarmer Hüttenkäse
1 TL Meerrettichsauce
1 EL Zitronensaft
gemahlener schwarzer Pfeffer, zum Abschmecken

Alle Zutaten in einer Küchenmaschine pürieren, in eine Schüssel geben und 3 Stunden in den Kühlschrank stellen.

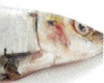

Sardine

NÄHRSTOFFE

Vitamine B3, B6, D, E; Calcium, Jod, Selen; Omega-3-Fettsäuren; Protein

Ein schnelles Häppchen – mit gesundem Protein und Omega-3-Fettsäuren.

Die Gräten von eingelegten Sardinen können mitgegessen werden – das steigert den Calcium-Anteil.

Frische Sardinen sind fast überall erhältlich und eignen sich fantastisch für Diäten. Dosensardinen sind etwas einfacher zuzubereiten und ebenso geeignet für Diätkost, sofern sie nicht in Öl eingelegt sind, was den Kalorien- und Fettgehalt dramatisch erhöht. Die essenziellen Fettsäuren sorgen in Kombination mit dem Selen für ein gesundes Herz.

GEGRILLTE SARDINEN

2 TL Olivenöl
1 EL getrocknetes Oregano
Saft von 2 Zitronen
gemahlener schwarzer Pfeffer
8 frische Sardinen

Alle Zutaten außer den Sardinen mit einer Gabel verrühren, Sardinen damit bestreichen und 1 Stunde marinieren lassen. Auf jeder Seite 2 Minuten grillen oder braten.

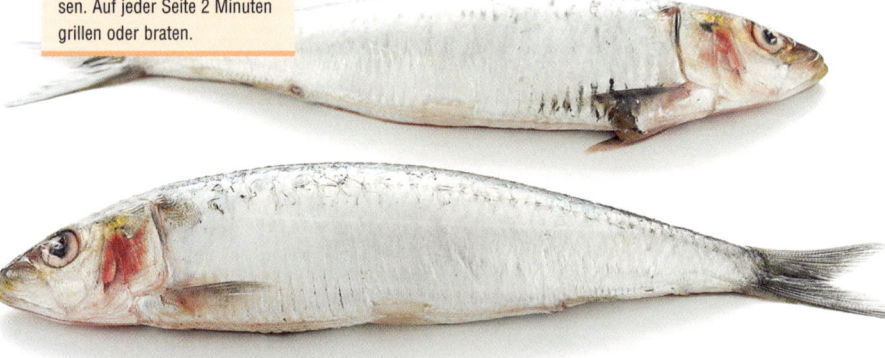

Kabeljau

Frischer Kabeljau ist ein kalorienarmer, vielseitiger und sehr schmackhafter Weißfisch.

Oft wird Kabeljau paniert oder in Teig frittiert. Während einer Diät sollten diese Varianten gemieden werden. Stattdessen sollte man den köstlichen Weißfisch lieber dämpfen oder backen. Kabeljau ist ein guter Magnesium-Lieferant, der die Schilddrüsenfunktion und den Stoffwechsel reguliert. Im Vergleich zu anderen Fischen hat Kabeljau zudem einen niedrigen Salzgehalt.

NÄHRSTOFFE
Magnesium; Protein

FISCH-FENCHEL-SUPPE

400 g Kabeljau
2 EL Vollkornmehl
2 TL Tamari (Sojasauce)
1 EL Olivenöl
Saft von 1 Zitrone
225 g Radieschen, gehackt
1,2 Liter Wasser
2 EL Gemüsefond
1 Zwiebel, gehackt
**1 große oder 2 kleine Knollen
    Fenchel, gehackt**
1 TL Cayennepfeffer

Mehl, Tamari, Öl, Zitronensaft und ein bisschen Wasser zu einer glatten Paste verarbeiten. Radieschen, Wasser und Fond in einen Topf geben und aufkochen. Zwiebel, Fenchel und Cayennepfeffer hinzugeben und die Paste einrühren. 10 Minuten köcheln lassen. Fisch hinzugeben und weitere 10 Minuten garen.

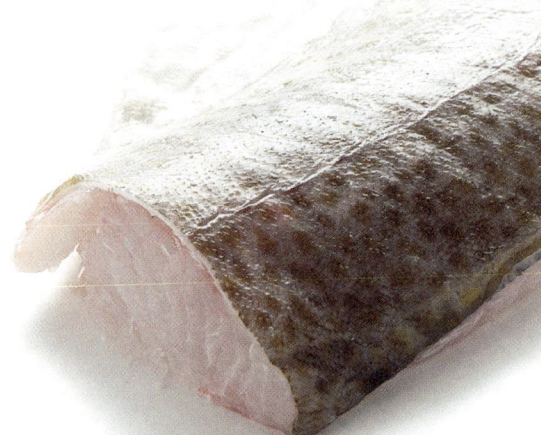

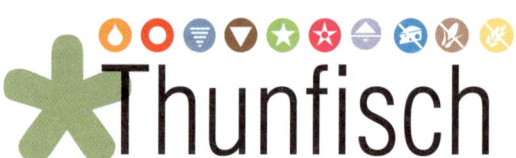

Thunfisch

NÄHRSTOFFE

Vitamine B3, B6, B12, D, E, Biotin; Calcium, Jod, Selen; Omega-3-Fettsäuren; Protein; Tryptophan

WISSENSWERTES ÜBER THUNFISCH

- Frischer Thunfisch ist besonders nahrhaft. Achten Sie beim Kauf auf festes Fleisch und klare Augen. Genießen Sie Thunfisch roh als Sashimi oder Sushi oder auch gegart. Thunfisch hat eine kurze Garzeit.
- Obschon Dosenthunfisch seine Omega-3-Fettsäuren im Konservierungsverfahren verliert, dient er immer noch als hervorragende Diätkost. Achten Sie darauf, dass kein Öl, Salz oder sonstige Zusatzstoffe dabei sind.
- Die essenziellen Fettsäuren im frischen Thunfisch lindern die Symptome von PMS, insbesondere Stimmungsschwankungen und Reizbarkeit. Tryptophan, eine Aminosäure, verstärkt diese Wirkung.
- Biotin und Vitamin B3 im frischen Thunfisch wirken entzündungshemmend und lindern Symptome von Gelenkarthritis.

Diesen köstlichen immunsystemstärkenden Entgifter sollte man ölfrei grillen oder auf einer Griddle-Bratplatte zubereiten.

Thunfisch enthält Selen, ein lebenswichtiges antioxidatives Mineral, das den Körper entgiftet, indem es freie Radikale bekämpft und Schwermetalle wie Quecksilber bindet und neutralisiert. Das schützt den Organismus vor Krebs. Selen wirkt zudem stärkend auf das Immunsystem, da es die Anzahl von weißen Blutkörperchen erhöht und die Resistenz gegen Infekte steigert. Thunfisch ist eine hervorragende Quelle an essenziellen Fettsäuren, die für die Verbrennung von überschüssigem

THUNFISCH-TERIYAKI

4 EL Shoyu
1 EL flüssiger Honig
2 Knoblauchzehen, gepresst
1 EL Zitronensaft
2 EL Olivenöl
gemahlener schwarzer Pfeffer
4 Thunfisch-Steaks

Alle Zutaten außer dem Fisch zu

einer Marinade vermischen. Thunfisch mit einem Teil der Marinade bestreichen und 3 Stunden darin marinieren lassen. Den Fisch auf jeder Seite 3 Minuten grillen. Dabei mit Teil der restlichen Marinade beträufeln, damit der Fisch nicht austrocknet. Mit dem letzten Rest der Marinade servieren.

Fett sowie für den Ausgleich des Blutzuckerspiegels und die Unterdrückung von Heißhunger wichtig sind. Der hohe Proteinanteil fördert die Erhaltung der mageren Muskelmasse und steigert die Fettverbrennung. Thunfisch versorgt trockene Haut mit Feuchtigkeit und gehört zu den Nahrungsmitteln, die maßgeblich zum Abbau von Cellulite beitragen.

Da Thunfisch – wie alle Fischsorten – Natrium enthält, braucht man ihn nicht nachzusalzen.

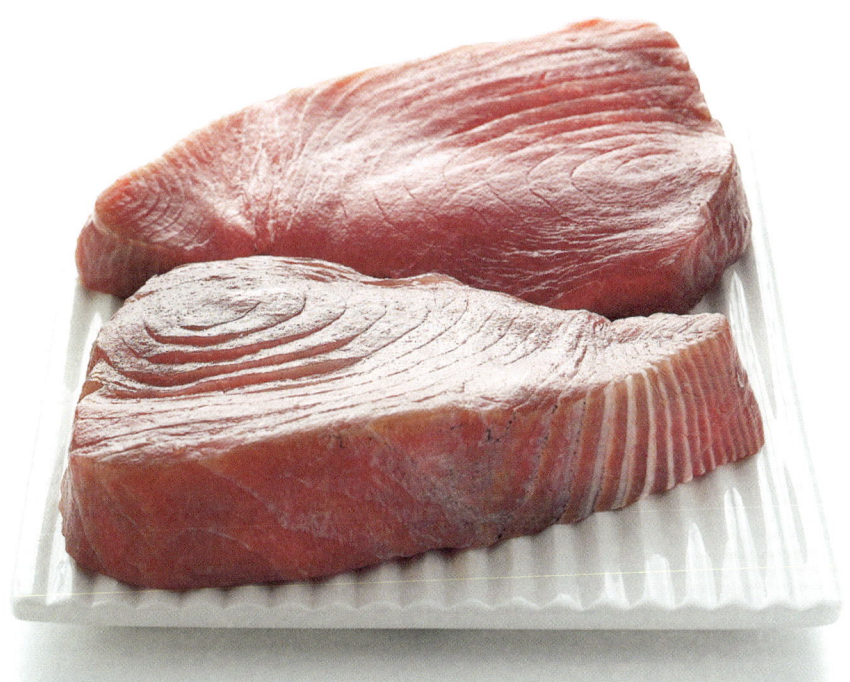

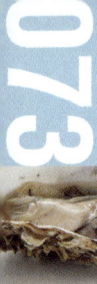

Austern

NÄHRSTOFFE
Vitamine A, B3, B12, C, D, E;
Calcium, Eisen, Magnesium, Selen,
Zink; Omega-3-Fettsäuren; Protein

Arm an Kalorien und Fett, dafür reich an lebenswichtigem, immunstärkendem Zink.

Austern, auch als Aphrodisiakum bekannt, haben einen außergewöhnlich hohen Gehalt an Zink, das die Entgiftung der Leber und die Fortpflanzungsorgane fördert. Weiterhin stärkt Zink das Immunsystem und den Abwehrmechanismus des Körpers. Austern sind darüber hinaus hervorragende Lieferanten von einigen lebenswichtigen Mineralien wie Magnesium und Selen. Magnesium reguliert den Stoffwechsel, während Selen als kraftvolles Antioxidans wirkt, das die Leberfunktion begünstigt.

ZWIEBEL-AUSTERN-SUPPE

1 EL Olivenöl
450 g Zwiebeln, gehackt
1 kleine Dose Austern
1 EL Gemüsebouillon
Saft von 1 Zitrone
1 Handvoll frische Kräuter
  (Koriander oder Petersilie)
570 ml Wasser

Öl erhitzen und unter Beigabe einer kleinen Menge Wasser die Zwiebeln andünsten. Restliche Zutaten hinzugeben und aufkochen lassen. 10 Minuten köcheln lassen, nach Belieben abschmecken und servieren.

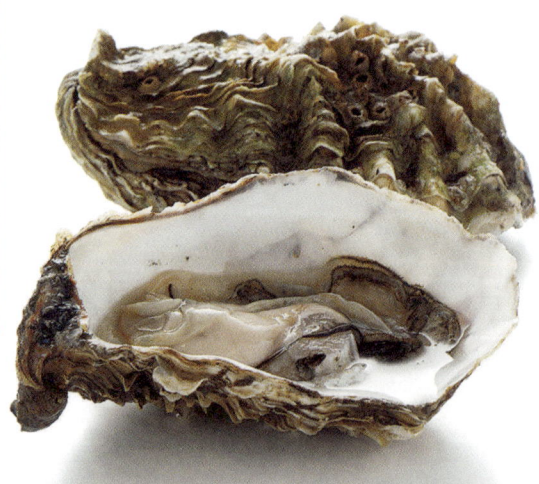

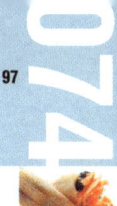

        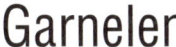

Garnelen

Die fettarmen und nährstoffreichen Meeresfrüchte eignen sich perfekt als schmackhafte Diätkost.

Garnelen enthalten sehr wenig Fett und praktisch keine gesättigten Fettsäuren. Dabei liefern sie viel Zink und Selen, Mineralien, die das Immunsystem stärken. Auch begünstigen sie die Funktion der Leber, des wichtigsten Organs für die Abfuhr von Toxinen, das Gift- und Abfallstoffe filtert. Die Leber trägt auch zur Verstoffwechslung von Fetten bei. Da Garnelen einen hohen Salzgehalt haben, sollte man sie vor der Verwendung waschen.

NÄHRSTOFFE
Vitamine B3, B12; Calcium, Jod, Kalium, Magnesium, Phosphor, Selen, Zink; Ballaststoffe; Protein

Das Zink der Garnelen ist besonders hilfreich für Frauen, die die Antibabypille nehmen.

RIESENGARNELEN-SALAT

8 Riesengarnelen, küchenfertig
3 Handvoll gemischte Salatblätter und Kräuter
1 TL Olivenöl
1 EL Zitronensaft

Garnelen, Salatblätter und Kräuter in einer Schüssel vermischen. Mit Öl und Zitronensaft beträufeln und mit Pfeffer abschmecken.

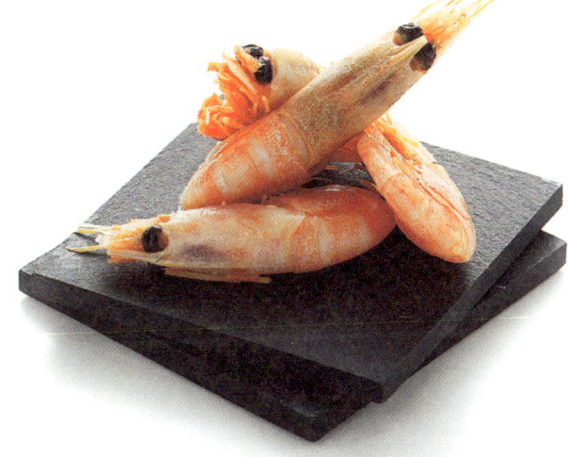

Hühnchen

NÄHRSTOFFE
Vitamine A, B3, B6, K; Kalium,
Magnesium, Selen; Protein

Als populärste Quelle an tierischem Protein ist Hühnerfleisch erste Wahl bei einer Diät.

Hühnerfleisch kann ein schmackhafter und nahrhafter Bestandteil Ihres Diätspeiseplans werden, sofern Sie die fettreichen Varianten meiden: Gegrillt, in Teig frittiert oder als Geflügelsalat mit Mayonnaise oder Curry sollten Sie Hühnchen eher die kalte Schulter zeigen. Verwenden Sie stattdessen nur Hühnerbrust ohne Haut. Wenn möglich, sollten Sie Freiland- oder Bio-Hühnerfleisch kaufen. Es ist gesünder und schmackhafter.

HÜHNCHEN-CURRY

- 2 EL Olivenöl
- 4 Hühnerbrüste ohne Haut, in Streifen
- 4 Knoblauchzehen, gepresst
- 4 Zwiebeln, gehackt
- 2 TL Koriander
- 2 TL Kurkuma
- 1 Chili, entkernt und gehackt
- 1 EL Gemüsefond
- 4 EL fettarmer Bio-Joghurt

Öl erhitzen, das Hühnerfleisch darin 2 Minuten anbraten, dann beiseitestellen. Knoblauch, Zwiebeln und Gewürze andünsten. Hühnerfleisch wieder dazugeben, mit 400 ml Wasser und dem Fond auffüllen. 2 Minuten köcheln lassen. Mit Joghurt garnieren und mit braunem Basmati-Reis servieren.

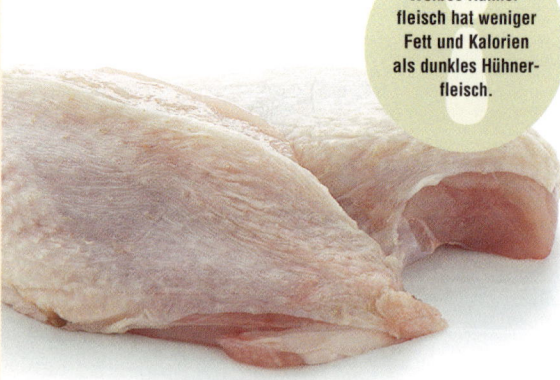

Weißes Hühnerfleisch hat weniger Fett und Kalorien als dunkles Hühnerfleisch.

076

Pute

Pute ist reich an Vitaminen und Mineralien und eine hervorragende Quelle an fettarmem Protein.

Früher galt Putenfleisch als üppig und fett, was sicherlich an den Zubereitungsmethoden lag. Heutzutage wird es eher gesund und fettarm zubereitet. Wie beim Huhn sollten Sie vor dem Verzehr die Haut entfernen und fettreiche Saucen meiden. Pute ist ein guter Lieferant der immunsystemstärkenden Mineralien Zink und Selen sowie von B-Vitaminen, die den Stoffwechsel begünstigen.

NÄHRSTOFFE
Vitamine B3, B6, B12; Eisen, Selen, Zink; Protein

PUTE À L'ORANGE

4 kleine Putenbrust-Steaks oder Keulen, ohne Haut
2 Zwiebeln, fein gehackt
2 Stangen Sellerie, gehackt
1 EL frische Kräuter
Saft und geriebene Schale von 2 unbehandelten Orangen
1 EL Gemüsefond
Brunnenkresse, zum Garnieren

Pute, Zwiebeln und Sellerie in eine Kasserolle geben. Kräuter, geriebene Orangenschale und Orangensaft hinzugeben und abschmecken. Gemüsefond in 150 ml kochendes Wasser einrühren und über die Pute geben. Abdecken und in einem auf 180 °C vorgeheizten Backofen 1 Stunde backen. Mit Brunnenkresse garniert servieren.

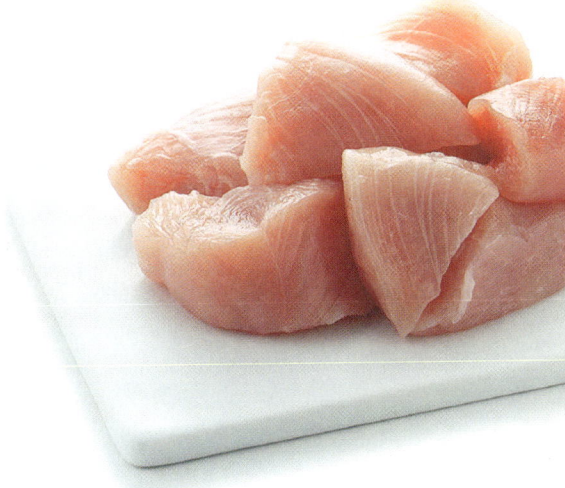

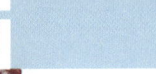

Leber

Leber ist ein reichhaltiger Eisenlieferant, der das Blut gesund hält und den Muskelaufbau fördert.

NÄHRSTOFFE
Vitamine A, B3, B6, Biotin, Folsäure; Eisen, Selen; Protein

Das Eisen in der Leber begünstigt die Verstoffwechslung von Protein. Ihr Selengehalt ist höher als der der meisten anderen Fleischsorten. Selen ist ein krebsbekämpfendes Antioxidans, das die Entgiftung im Körper fördert. Obwohl Leber einen hohen Cholesteringehalt hat, enthält sie sehr wenige gesättigte Fettsäuren, die eine Gewichtszunahme und andere Gesundheitsrisiken nach sich ziehen.

PFEFFRIGE KALBSLEBER

4 Stück Kalbsleber
1 TL Olivenöl
2 EL zerstoßene schwarze
Pfefferkörner
1 Prise Salz
2 EL frisch gehackte Kräuter

Leber in dünne Scheiben schneiden, mit Öl, Pfeffer und Salz bestreichen. In einer schweren Pfanne von jeder Seite 2 Minuten anbraten und mit Kräutern bestreuen. Mit grünem Salat oder mit Kartoffel- und Knollenselleriepüree (siehe Seite 39) servieren.

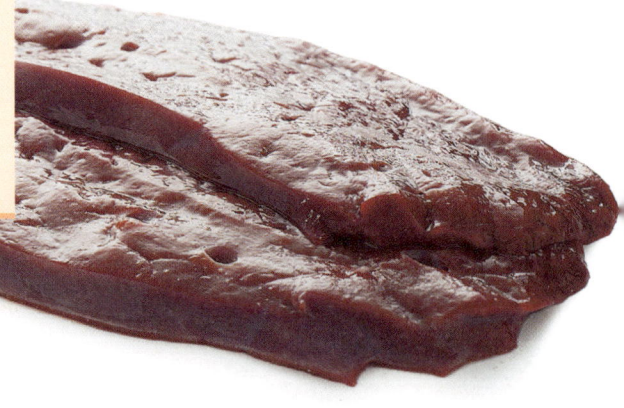

Rebhuhn

Das nährstoffreiche Fleisch dieses kleinen Wildvogels hat wenige gesättigte Fette und wenig Cholesterin.

Wie bei allen Wildvögeln sorgt das Leben in der freien Wildbahn dafür, dass das Rebhuhn weniger ungesundes Fett ansetzt als gezüchtetes Geflügel. Rebhuhnfleisch ist ein guter Lieferant aller essenziellen B-Vitamine. Kaufen Sie Wild nur bei seriösen Metzgern. Junge Rebhühner sollten langsam gebraten, ältere Exemplare geschmort werden.

NÄHRSTOFFE
Vitamine B1, B2, B3, B5, B6, B12; Eisen, Selen, Zink; Protein

GESCHMORTES REBHUHN

2 kleine Rebhühner, in Teilen
6 EL Olivenöl
2 Knoblauchzehen, gepresst
4 frische Thymianzweige
4 Lorbeerblätter
3 Stangen Sellerie, gehackt
2 EL Gemüsefond
2 Zwiebeln, gehackt

Alle Zutaten außer den Rebhühnern, 1 EL Öl und den Zwiebeln für die Marinade in eine Schüssel geben und abschmecken. Die Rebhuhnteile 24 Stunden marinieren lassen. 1 EL Öl erhitzen, Rebhühner anbraten, herausnehmen und beiseitestellen. Die Zwiebeln in derselben Pfanne anbraten. Die restliche Marinade und die Rebhühner hinzugeben und 30 Minuten köcheln lassen.

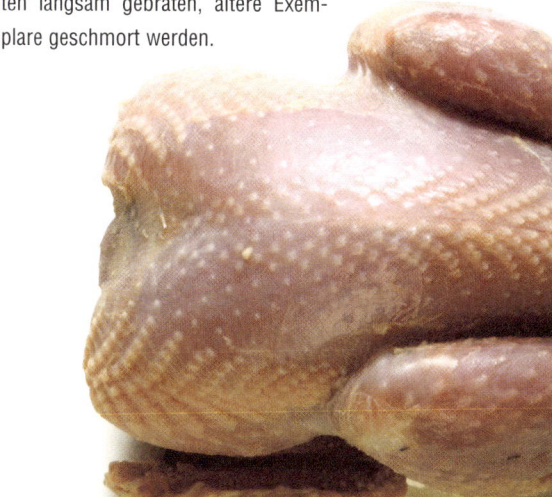

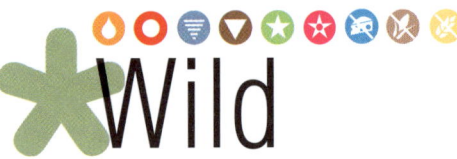

Wild

NÄHRSTOFFE
Vitamine B1, B2, B3, B5, B6, B12;
Eisen, Zink; Protein

WISSENSWERTES ÜBER WILDFLEISCH

- Wildfleisch ist reich an Eisen, das für ein gesundes Blutbild erforderlich ist. Eisenmangel kann zu Blutarmut führen, insbesondere bei Schwangeren und Frauen, die eine starke Regelblutung haben.
- Wenn Sie eine Reh- oder Hirschkeule braten, dann nur bedeckt in einem Bräter, da mageres Wildfleisch nicht genügend Fett hat, um im eigenen Fett zu schmoren. So trocknet der Braten nicht aus. Sobald das Fleisch gar ist, sofort in dünne Scheiben schneiden und auf vorgewärmten Tellern servieren.
- Da Hirschsteaks sehr mager sind, garen sie sehr schnell. Wählen Sie im Zweifelsfall lieber eine kürzere als eine längere Garzeit.

Wild ist ein überaus magerer und nahrhafter Proteinlieferant. Das schmackhafte Fleisch braucht keine schweren, fetten Saucen.

Wildfleisch, eine der gesündesten Arten tierischen Proteins, ist nur selten mit Antibiotika, Wachstumshormonen oder sonstigen dubiosen Mitteln behandelt. Weil sich Rotwild in der freien Wildbahn viel bewegt, setzt das Fleisch weniger Fett an als das eingepferchter Zuchttiere. Obwohl der übermäßige Genuss von tierischem Protein ungesund ist, kann der Verzehr von Wild ein- bis zweimal die Woche sehr gesundheitsfördernd sein. Wie Wild jeder Art ist Reh- bzw. Hirschfleisch äußerst reich an

---

HIRSCHSTEAKS MIT SESAM

4 magere Hirschsteaks
2 Knoblauchzehen, gepresst
1 EL frisch geriebener Ingwer
4 EL Shoyu
2 EL Olivenöl
200 g gekochte Nudeln
2 EL geröstete Sesamsaat

Die Steaks in einer Marinade aus

Knoblauch, Ingwer, Shoyu und Öl 2 Stunden marinieren lassen. Von jeder Seite 2 Minuten in einer schweren Pfanne anbraten und in Scheiben schneiden. Die Nudeln auf Tellern anrichten und mit der Sesamsaat vermengen. Zusammen mit den Steaks anrichten und servieren.

Nährstoffen und enthält alle essenziellen Aminosäuren. Diese sind erforderlich für die Bildung von neuem Gewebe, Blut, neuen Hormonen und Enzymen für die Zellerneuerung und Stärkung des Immunsystems. Wildfleisch enthält zudem alle essenziellen B-Vitamine. Diese sind wichtig für die Verstoffwechslung von Nahrung in Energie und spielen eine große Rolle in der Verwertung von Zuckern, Proteinen und Kohlehydraten. Ferner stärken sie das Verdauungssystem.

Auch das Fleisch von Elch, Ren und Antilope bezeichnet man als Wildfleisch.

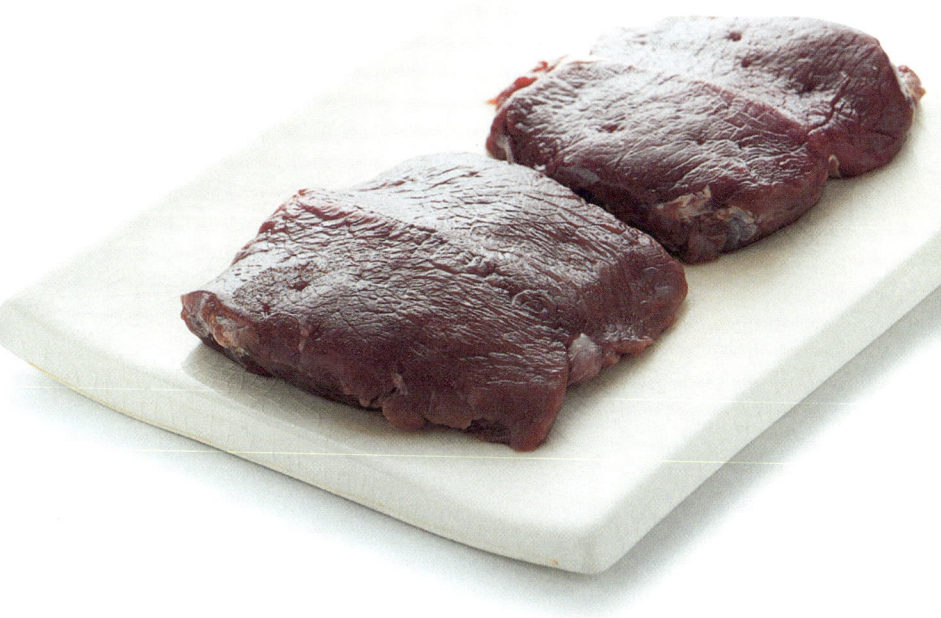

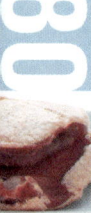

Ente

NÄHRSTOFFE
Vitamin B2; Eisen, Zink; Protein

ENTENBRUST-SALAT

2 EL Sesamöl
1 EL Weißweinessig
4 Handvoll gemischter Salat
2 Entenbrüste, ohne Fett
1 TL Olivenöl
55 g Pinienkerne

Sesamöl und Weißweinessig in
einem Becher mischen und
über die Salatblätter geben.
Salat auf vier Tellern anrichten.
Entenbrüste in Scheiben
schneiden, mit Öl bestreichen
und in einer schweren Pfanne
2 Minuten auf jeder Seite
anbraten. Pinienkerne hinzugeben und weitere 2 Minuten
garen. Ente und Pinienkerne
über den Salat geben und servieren.

**Wenn Sie Haut und Fett entfernen, ist Entenfleisch
eine proteinreiche Diätkost.**

Genießen Sie Entenfleisch in Maßen als Teil Ihres Diätplans. Es
kommt vor allem auf die richtige Zubereitung an: Beim Braten
legen Sie das Fleisch auf einen Rost, damit das überschüssige
Fett abtropfen kann. Die Haut sollten Sie keinesfalls mitverzeh-
ren. Obwohl Entenfleisch einen hohen Cholesteringehalt hat, ist
der Gehalt an gesättigten Fettsäuren niedriger als der von
Hühnchen – vorausgesetzt, die Haut wird entfernt. Die Aminosäuren begünstigen die Funktion von Vitaminen und Mineralien, fördern die Zellreparatur und stärken das Immunsystem.

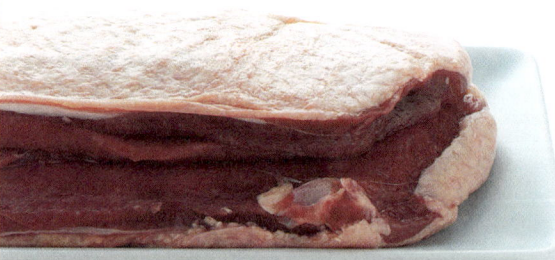

Ei

Eier sind eine fettarme Proteinquelle, die den Blutzuckerspiegel stabilisieren und das Hungergefühl
unterdrücken.

NÄHRSTOFFE
Vitamine A, B3, B6, E; Calcium,
Eisen, Mangan, Zink; Protein

Eier haben einen hohen Gehalt an Protein und wenige gesättigte
Fettsäuren. Sie wirken immunsystemstärkend und steigern die
Gehirnfunktion; insbesondere das Gedächtnis profitiert davon.
Der hohe Zinkgehalt fördert den Aufbau des Gewebes sowie die
Leberfunktion. Auch liefern Eier Vitamin E, ein Antioxidans, das
das Blut verdünnt und schädliche freie Radikale bekämpft. Eier
sollten in Maßen genossen werden, denn zu viel Eiweiß kann zu
Verstopfung führen und den Cholesterinspiegel erhöhen.

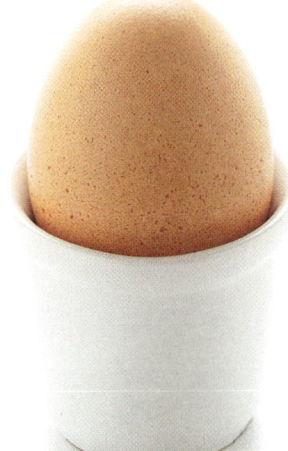

RÜHREI MIT GERÄUCHERTEM LACHS

6 mittelgroße Freilandeier
Salz und frisch gemahlener
  schwarzer Pfeffer
1 TL Olivenöl
85 g geräucherter Lachs
4 EL Dill oder Schnittlauch
Zitronenspalten, zum Garnieren

Eier mit Salz und Pfeffer verquir-
len und in einer Pfanne mit Öl
unter ständigem Rühren erhitzen,
bis sie fast gestockt sind. Auf
Tellern mit geräuchertem Lachs
anrichten, Kräuter darübergeben,
abschmecken und mit Zitronenspalten garniert servieren.

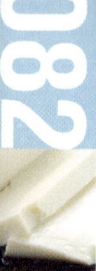

Tofu

NÄHRSTOFFE
Vitamine A, K; Bor, Calcium, Eisen, Kalium, Magnesium, Phosphor, Selen; Ballaststoffe; Omega-3-Fettsäuren; Phytoöstrogene; Protein

Tofu ist eine der besten pflanzlichen Proteinquellen für die Gewichtsreduktion.

Tofu ist ein vielseitiges und fettarmes Nahrungsmittel. Er ist in weicher oder fester Konsistenz erhältlich und findet Verwendung in zahlreichen vegetarischen Gerichten. Als Miso eignet er sich hervorragend als Basis für Suppen und Fonds. Wie alle Sojaprodukte ist Tofu reich an Calcium und Protein und hat krebsvorbeugende Eigenschaften. Er ist frei von gesättigten Fettsäuren und senkt im Gegensatz zu vielen tierischen Proteinen hohen Blutdruck und den Cholesterinspiegel.

PFEFFRIGER TOFU-DIP

225 g Seidentofu
2 EL Zitronensaft
1 EL Olivenöl
1 Knoblauchzehe, gepresst
Salz und frisch gemahlener
schwarzer Pfeffer

Alle Zutaten in einer Küchenmaschine zu einer glatten Masse fein pürieren. Mit Rohkost servieren.

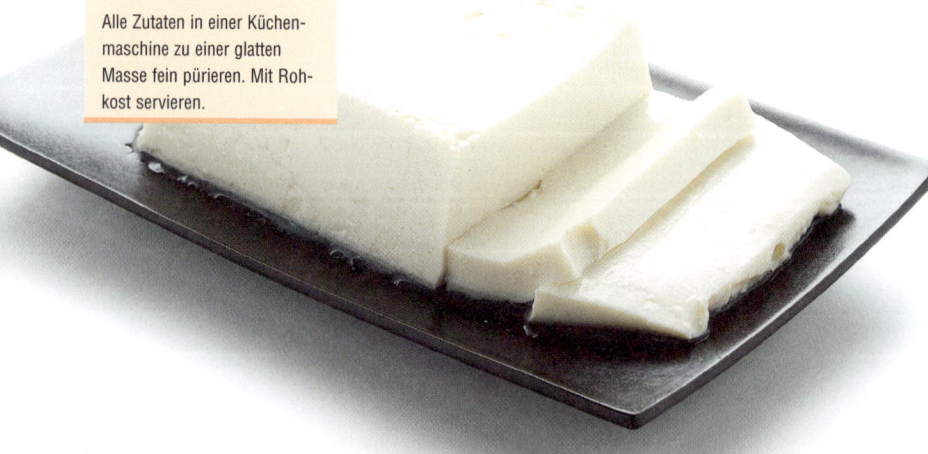

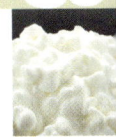

Fettarmer Käse

Cremige Leckerbissen: Von Hüttenkäse bis zum kalorienarmen Cheddar gehört Käse zu jeder Diät.

Fettarme Käsesorten wie Hüttenkäse geben einen gesunden Imbiss ab. Essen Sie aber nie einen ganzen Becher auf einmal! Genießen Sie ihn lieber als Dip zu Rohkost. Vollfettkäse wird von diätbewussten Menschen zu Recht gemieden. Er ist kalorienreich, hat einen hohen Gehalt an gesättigten Fettsäuren und erhöht den Cholesterinspiegel. Im Handel findet man heutzutage fettarme Varianten aller gängigen und beliebten Käsesorten, die Sie in Maßen als Leckerei zwischendurch oder zum Aufpeppen von Gerichten genießen dürfen.

NÄHRSTOFFE

Vitamine B2, B12; Calcium, Kalium, Magnesium, Phosphor; Protein

KÄSE-WALNUSS-BROT

225 g Hütten- oder Frischkäse
55 g gemahlene Walnüsse
2 TL Körnersenf
115 g Vollkorn-Semmelbrösel
2 mittelgroße Freilandeier,
    geschlagen

Alle Zutaten vermischen, in eine gefettete Brotform geben und in einem auf 180 °C vorgeheizten Backofen 30 Minuten backen.

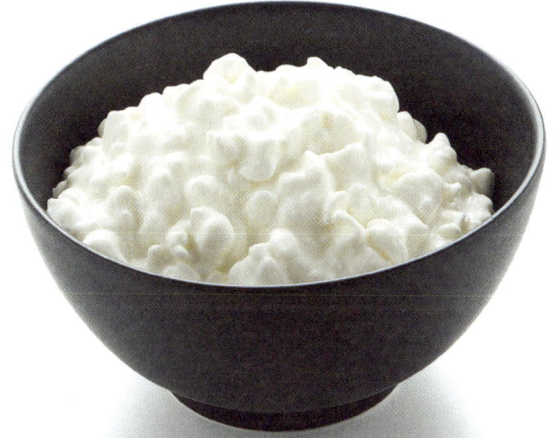

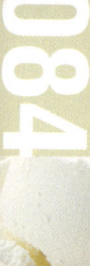

084

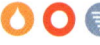

Ricotta

Aus Molke gewonnener Ricotta ist nahezu fettfrei.

Ricotta wird aus der abgeschöpften Molke von Kuh- oder Schafsmilch hergestellt. Obwohl er nahezu fettfrei ist, hat Ricotta eine weiche und cremige Konsistenz. Sein Vitamin B unterstützt die Funktion der Schilddrüse, die die Reaktion des Körpers auf Stress sowie den Stoffwechsel von Fetten, Proteinen und Kohlehydraten reguliert. Um die gesundheitsfördernde Wirkung zu optimieren, verzehren Sie Ricotta zusammen mit magnesiumreichen Nahrungsmitteln wie Mandeln oder grünem Blattgemüse.

NÄHRSTOFFE
Vitamine A, B5, B12, D; Calcium; Protein

RICOTTA MIT PAPRIKA

2 große rote Paprika
1 Zwiebel, fein gehackt
225 g Tomaten, gehackt
2 TL Basilikum, gehackt
115 g Ricotta-Käse
4 EL fettarmer Bio-Joghurt

Paprika grillen, bis die Haut schwarz wird. Haut abziehen und die Schoten in Ringe schneiden. Zwiebeln und Tomaten in eine Kasserolle geben und mit Basilikum und etwas schwarzem Pfeffer bestreuen. Paprikaringe, Ricotta und Joghurt dazugeben. In einem auf 180 °C vorgeheizten Backofen 30 Minuten backen.

Frischkäse

Als Alternative zu Sahne verwandelt Frischkäse Desserts in kalorienreduzierte Köstlichkeiten.

NÄHRSTOFFE
Calcium; Protein

Bei Heißhunger auf Sahne leistet Frischkäse vollwertigen und köstlichen Ersatz – und das ohne Zucker und mit wenig Fett. Verwenden Sie die fettreduzierte Version, die aus entrahmter Milch gewonnen wird. So genießt man kalorienarm und meidet das ungesunde LDL-Cholesterin. Frischkäse hat einen würzig-nussigen Geschmack und die Konsistenz von Joghurt, die man durch Aufschlagen steifer machen kann. Auch bei herzhaften Gerichten ersetzt Frischkäse Sahne geradezu grandios.

Frischkäse ist nur kurz haltbar und muss immer gekühlt gelagert werden.

ERDBEEREN MIT FRISCHKÄSE

225 g Erdbeeren, gewaschen
1 TL Honig
Saft von 1 Orange
4 EL fettarmer Frischkäse

Erdbeeren in eine Schüssel geben. Honig und Orangensaft in den Frischkäse einrühren und über die Erdbeeren geben.

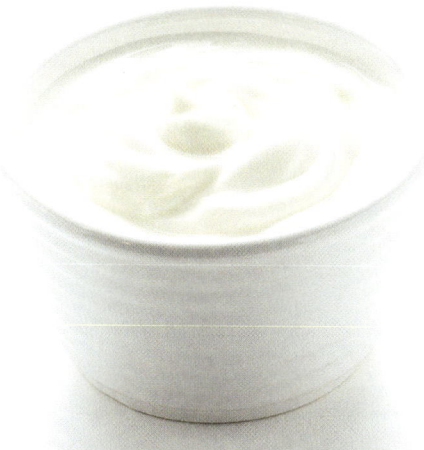

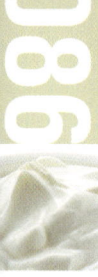

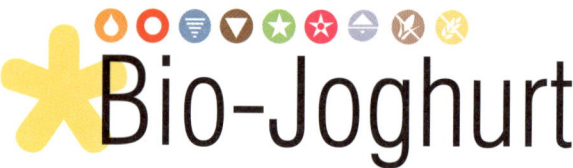

Bio-Joghurt

Vitamine B2, B12, D; Calcium,
Kalium, Magnesium; Protein

WISSENSWERTES ÜBER JOGHURT
- Fertigen Fruchtjoghurt sollten
  Sie meiden, weil er einen hohen
  Zuckeranteil hat.
- Beim Erhitzen werden die natür-
  lichen hilfreichen Bakterien-
  stämme zerstört. Um Saucen,
  Suppen und Eintöpfe mit Jog-
  hurt zu verfeinern, diesen immer
  erst nach dem Kochen hinzufü-
  gen.
- Der hohe Calcium-Anteil ist för-
  derlich für Knochen und Zähne.
  Vor allem bei Frauen nach der
  Menopause beugt Calcium dem
  Risiko von Osteoporose vor.

Neben einer köstlichen Proteinquelle ist Bio-Joghurt auch ein verdauungsförderndes Antibiotikum.

Fettreduzierter Bio-Joghurt mit lebenden Kulturen ist ein
Garant für ein Minimum an Kalorien und ein Maximum an
Gesundheit. Joghurt ist das Ergebnis einer Fermentation, bei
der Milchsäurebakterien die Umwandlung des Milchzuckers
(Laktose) in Milchsäure bewirken. Im Grunde macht unser Körper genau dasselbe, wenn wir Milch trinken, allerdings leiden
manche Menschen unter einer Laktose-Unverträglichkeit. Die
in Bio-Joghurt verwendeten Bakterienstämme wie *Lactobacil-
lus acidophilus* vergären Laktose zu Milchsäure, sodass auch
diese Menschen Joghurt genießen können. Die in Bio-Joghurt
verwendeten Bakterienstämme sorgen für eine ausgewogene
Darmflora und fördern die Verdauung. Das ist hilfreich, wenn

FRUCHTJOGHURT

4 große Birnen, Pfirsiche oder
   Nektarinen, in Stücken
115 g fettarmer Bio-Joghurt

2 EL geröstete Mandeln, fein
   gehackt
1 Prise Zimt
1 EL Honig (nach Belieben)

Die Früchte in einer Schüssel mit
dem Joghurt vermischen. Mit den
Mandeln und dem Zimt verrühren.
Als Frühstück oder Zwischenmahlzeit geeignet.

die Darmflora in einem schlechten Zustand ist, wie dies häufig bei Stress oder nach der Einnahme von Antibiotika der Fall ist. Bio-Joghurt hilft auch bei Pilzinfektionen wie Kandidose und wirkt vorbeugend gegen Infekte der Harnröhre. Sein Anteil an Calcium, B-Vitaminen und anderen immunsystemstärkenden Mineralien machen den Körper während einer Diät nicht so anfällig für Infektionen. Und nicht zu vergessen: Bio-Joghurt hat einen köstlichen Geschmack als Verfeinerung von Speisen und ist eine hervorragende Alternative zu Sahne bei Desserts.

Joghurt wird in der Volksmedizin mit allgemeiner Gesundheit und einem langen Leben in Verbindung gebracht.

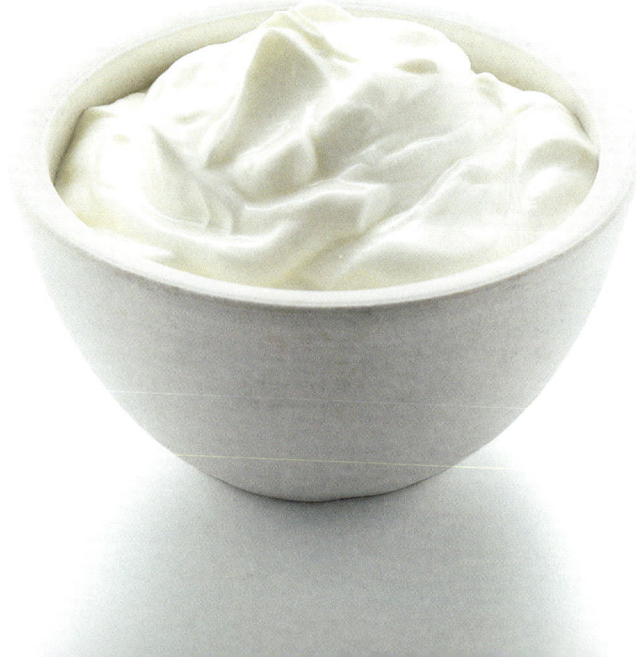

Fettarme Milch

Milch ist ein ausgezeichneter Fettverbrenner.

NÄHRSTOFFE
Vitamine B2, B12; Calcium; Protein

Allerlei fettarme Milchprodukte können die Fettverbrennung steigern. Ein Grund dafür ist, dass der Calciumgehalt den Abbau von Fettdepots begünstigt und gleichzeitig die Absorption von Fett reduziert. Weitaus interessanter ist die Tatsache, dass dieser Fettabbau vorwiegend im Bauchbereich stattfindet. Nichtsdestoweniger sollte man versuchen, den Genuss von Milchprodukten in Maßen zu halten. In Kaffee (koffeinfrei) und Tee sollten Sie mit wenig Milch auskommen.

Verwenden Sie möglichst Biomilch – sie enthält mehr Nährstoffe.

PFLAUMEN-SMOOTHIE

115 g Trockenpflaumen, eingeweicht
200 ml fettarme Milch oder Sojamilch

Trockenpflaumen und Milch mixen. Zum Frühstück oder als Imbiss geeignet.

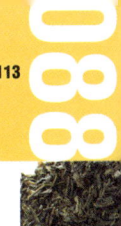

Grüner Tee

Die koffeinarme Teesorte verbrennt Kalorien und liefert dazu noch hochwirksame Antioxidantien.

Untersuchungen haben gezeigt, dass fünf Tassen grüner Tee täglich die Kalorien- und Fettverbrennung erheblich beschleunigt. Das ist sicherlich auf den Gehalt an Catechinen zurückzuführen, die den Stoffwechsel und den Fettabbau steigern. Grüner Tee enthält weitere Antioxidantien – Polyphenole – die freie Radikale bekämpfen und den Blutdruck senken – mit dem Ergebnis, dass das Risiko von Herzerkrankungen und Schlaganfall reduziert wird. Man vermutet, dass grüner Tee Lungen-, Dickdarm- und Magenkrebs vorbeugt.

NÄHRSTOFFE
Polyphenole

MOUSSE AUS TROCKEN-PFLAUMEN UND TEE

- 1 unbehandelte Orange, in Scheiben
- 1 unbehandelte Zitrone, in Scheiben
- 4 Stangen Zimt
- 1 Vanilleschote
- 500 ml grüner Tee, 5 Minuten gezogen
- 375 g Trockenpflaumen
- 1 EL Honig
- 4 EL fettarmer Bio-Joghurt

Orangen- und Zitronenscheiben, Zimt und Vanille mit dem Tee übergießen. Aufkochen und 10 Minuten köcheln lassen. Trockenpflaumen hinzugeben. Honig hinzufügen, Zimtstangen, Vanilleschote und Zitrusscheiben entfernen und alles in einer Küchenmaschine fein pürieren. 2 Stunden kühl stellen. Mit Joghurt servieren.

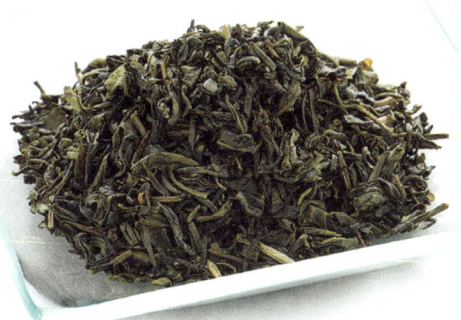

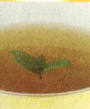

Kräutertee

Koffeinfreie Kräutertees sollten einen Teil der täglichen Flüssigkeitszufuhr ausmachen.

Ob in Teebeuteln oder frisch aufgebrüht – Kräutertees hydrieren den Körper und bieten mannigfaltige gesundheitliche Vorteile für die Gewichtsreduktion. Beispielsweise fördert Pfefferminztee die Verdauung; Kamillentee unterstützt einen tiefen Schlaf und hilft ebenfalls bei Verdauungsproblemen; Ingwertee wirkt generell stimulierend auf den Organismus und verbessert den Kreislauf; Fencheltee beugt Blähungen vor.

MINZTEE

1 Handvoll Minzblätter
kochendes Wasser

Minzblätter waschen, zerpflücken und in einen Teekessel geben. Mit kochendem Wasser aufgießen und 5–10 Minuten ziehen lassen.

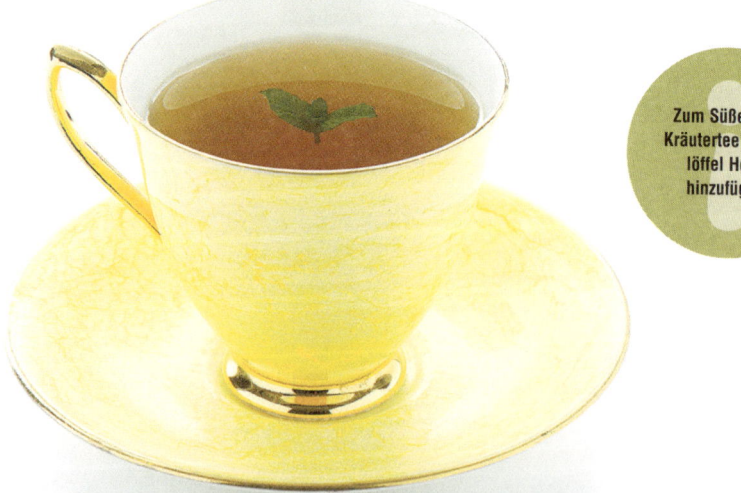

Zum Süßen von Kräutertee ¼ Teelöffel Honig hinzufügen.

Wasser

Das lebenswichtige Elixier ist unerlässlich für den Organismus.

Der menschliche Körper besteht zu mindestens 75 Prozent aus Wasser, das wir ständig verlieren: durch Wasserlassen, während wir ausatmen und – erstaunlicherweise ein Liter pro Tag – durch Transpiration über die Haut! Selten trinken wir genug, um diesen Verlust auszugleichen. Viele Menschen unterliegen dem Irrtum, die Art der Flüssigkeit, die zum Ausgleich getrunken wird, spiele keine Rolle. Doch dem ist keineswegs so! Koffeinhaltige Getränke oder Alkohol entziehen dem Körper Flüssigkeit. Eine gelegentliche Tasse Kaffee, Tee oder das Glas Wein schadet nicht, die einzigen Getränke jedoch, die den Körper rehydrieren, sind Wasser und Kräutertee. Eine ausreichende Zufuhr an Wasser ist unerlässlich für die Gesundheit des Verdauungs- und Urinsystems. Wassermangel beeinträchtigt die Peristaltik und verursacht Verstopfung und eine Ansammlung von Giftstoffen – schlecht für eine Gewichtsreduktion. Wasser ist entscheidend für die Ausschwemmung von Giftstoffen und für den Abbau von Fettreserven. Selbst wenn man an Wassereinlagerungen leidet, sollte man umso mehr Wasser trinken, um den Körper bei der Ausscheidung des überschüssigen Wassers zu unterstützen. Eine ausreichende Wasserzufuhr sorgt für geschmeidige Haut und verbessert die Konzentration sowie die Funktion des Atmungssystems.

TRINKEN SIE TÄGLICH MINDESTENS ZWEI LITER WASSER. EINE HÖHERE RATION IST ERFORDERLICH BEI:

- sehr heißem Wetter
- Arbeit in zentralgeheizten oder klimatisierten Räumen
- sportlicher Betätigung
- Reisen im Flugzeug

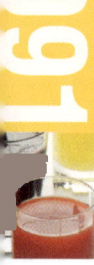

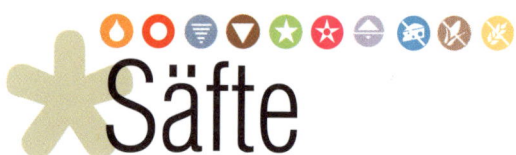

Säfte

NÄHRSTOFFE

in Karotten- und Apfelsaft:
Vitamin C, Betacarotin, Folsäure;
Calcium, Eisen, Kalium, Magnesium, Phosphor

WISSENSWERTES ÜBER SÄFTE

- Für hausgemachte Säfte eignet sich ein Entsafter. Küchenmaschinen und Mixer benötigen einen Spezialaufsatz.
- Variieren Sie die Zutaten der Säfte. So profitieren Sie von den unterschiedlichen Nährstoffen.
- Nehmen Sie zum Entsaften möglichst nur Bio-Ware. Sie ist nahr- und schmackhafter und hat weniger chemische Rückstände.
- Obst und Gemüse mit einer Bürste abputzen statt pellen, da sich die Nährstoffe oft in der Haut befinden.
- Verdünnen Sie sehr süße Säfte mit Wasser, um zu vermeiden, dass der Blutzuckerspiegel nach oben schießt.
- Sehr faserige Obst- und Gemüsesorten wie Feigen oder Avocados eignen sich weniger zum Entsaften, da aus ihnen kaum Saft gewonnen werden kann.

Selbstgemachte Säfte sind eine Hauptsäule von Reduktionsdiäten und Entgiftungskuren.

Säfte aus dem Karton sind keineswegs schädlich. In puncto Geschmack und Nährwert sind hausgemachte Säfte jedoch unschlagbar. Mit einem Entsafter können Sie die köstlichsten Kombinationen nach Belieben kreieren. Obst und Gemüse ist nicht nur fettarm, sondern auch vollgepackt mit lebenswichtigen Vitaminen, Mineralien und Enzymen, die man aus Säften schneller als aus anderer Konsistenz aufnehmen kann. Weil selbstgemachte Säfte frisch, naturbelassen und sofort verzehrt werden, bleiben alle ihre Vitalstoffe erhalten, die sonst durch Verarbeitung, Erhitzung bzw. Versetzen mit Zusatzstoffen zerstört werden. Zum Entsaften stehen Ihnen alle Kombinationen von Obst und Gemüse zur Verfügung – nur sollte man Obst nicht mit Gemüse mischen, außer Äpfel und Karotten. Viele Gemüsesorten wie Brokkoli oder Brunnenkresse haben einen ausgeprägten oder bitteren Beigeschmack, der besser zu süßlichen Gemüsesorten wie Karotten oder Roter Bete passt. Legen Sie einen Safttag ein, um eine Diät anzukurbeln. Eine solche Fastenkur wirkt entgiftend und verjüngend, schwemmt Giftstoffe aus, klärt die Haut und mindert den Appetit. Bereiten Sie sich auf diese Kur vor, indem Sie am Vortag nur Rohkost

(Obst und Gemüse), fettarmen Bio-Joghurt und drei große Gläser selbstgemachte Säfte zu sich nehmen. Am Safttag selbst
trinken Sie drei oder vier Gläser Saft (mindestens zwei davon
mit Gemüse) und acht Gläser Wasser (einige davon können Sie
durch Kräutertee ersetzen). Nach diesem Tag wiederholen Sie
das Rohkostprogramm
des Vortags noch einen
oder zwei Tage. Die
Pfunde werden purzeln,
der Appetit wird sich verringern und die Haut wird sich klären.

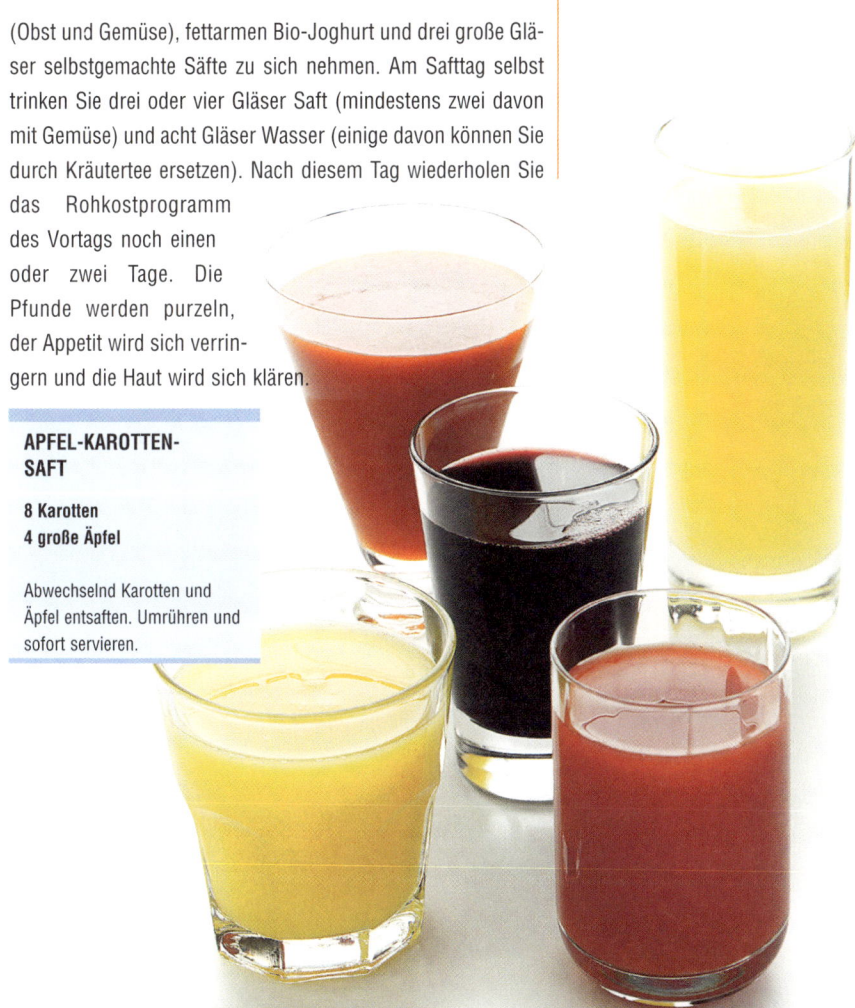

APFEL-KAROTTEN-SAFT

8 Karotten
4 große Äpfel

Abwechselnd Karotten und
Äpfel entsaften. Umrühren und
sofort servieren.

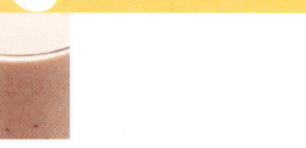

Smoothies

Fettarme Smoothies aus Joghurt und Fruchtmark sind nährstoffreich und leicht zuzubereiten.

NÄHRSTOFFE
Vitamine B2, B12, D; Calcium, Kalium, Magnesium; Protein (im Joghurt), plus weitere Nährstoffe je nach verwendeter Obstsorte

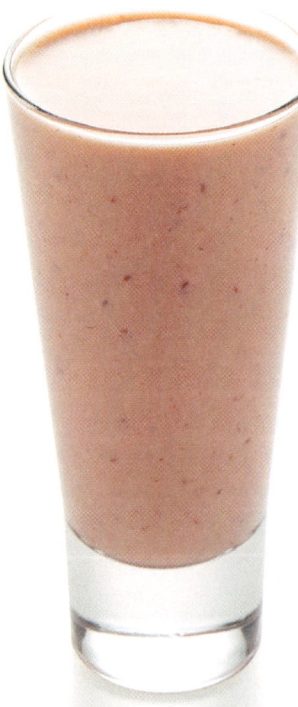

Ein Smoothie ist das perfekte Frühstück oder die ideale Zwischenmahlzeit. Einfach alle Zutaten in eine Küchenmaschine füllen und pürieren. Weil Smoothies aus Joghurt und püriertem naturbelassenem Obst zubereitet werden, liefern sie nicht nur Protein, Vitamine und Mineralien, sondern auch Ballaststoffe vom Obstanteil – wichtig für die Anregung der Verdauung und den Schutz vor Wassereinlagerungen und Blähungen. Verwenden Sie am besten fettarmen Bio-Joghurt oder Sojajoghurt und Obst der Saison, um die Smoothies als Diätnahrung aufzuwerten. Bananen, Aprikosen, Trauben, Mangos und alle Beerensorten sind ideal.

> Damit der Smoothie knackig und noch nahrhafter wird, bestreuen Sie ihn mit gerösteten Samen.

SOMMERLICHER BEEREN-SMOOTHIE

225 g Erdbeeren
225 g Himbeeren
250 ml fettarmer Bio-Joghurt

Die Beeren mit dem Joghurt in einer Küchenmaschine fein pürieren und sofort servieren.

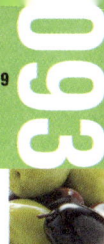

Oliven und Olivenöl

Die leicht verdauliche Olive und ihr Öl regen die Magenfunktionen an und fördern die Entgiftung.

Kaum zu glauben, dass Öl bei der Gewichtsabnahme helfen soll, aber Olivenöl enthält essenzielle Fettsäuren, die den Abbau und die Ausscheidung von unerwünschten Fettdepots fördern. Allerdings sollte man Olivenöl zurückhaltend verwenden, da der übermäßige Genuss das Gegenteil bewirken kann. Oliven haben einen hohen Gehalt an Vitamin E, ein hochwirksames Anti-Aging-Antioxidans, das auch immunsystemstärkend sowie cholesterin- und blutdrucksenkend wirkt. Damit hilft Ihnen Olivenöl, sich während einer Diät gesund zu ernähren.

NÄHRSTOFFE
Vitamin E, Betacarotin; Eisen, Calcium

GRIECHISCHER SALAT

55 g Feta-Käse, gewürfelt
½ Salatgurke, gewürfelt
20 frische schwarze Oliven, entsteint und halbiert
2 Tomaten, gewürfelt
1 grüne Paprika, entkernt und in Streifen
1 Zwiebel, in Ringen
3 EL Olivenöl
Saft von 1 Zitrone
Salz und schwarzer Pfeffer

Käse, Salatgurke, Oliven, Tomaten, Paprika und Zwiebel vermischen. Mit Olivenöl und Zitronensaft beträufeln, abschmecken und servieren.

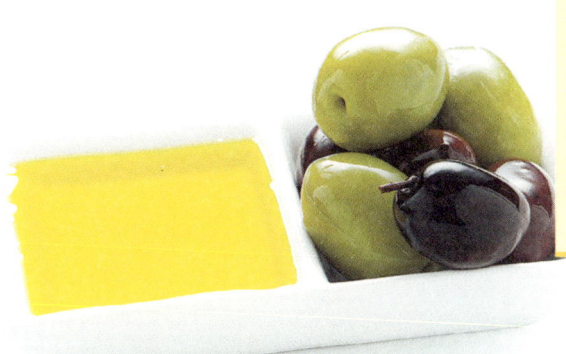

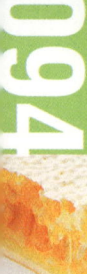

Honig

Honig hat die doppelte Süßkraft von Zucker und bietet eine kalorienarme Alternative für Naschkatzen.

Diätbewusste Menschen meiden Zucker. In den meisten Nahrungsmitteln ist er dennoch wesentlich häufiger vorhanden, als bekannt ist – er versteckt sich in veredelten Lebensmitteln, Limonade, Konservengemüse und -hülsenfrüchten sowie in Alkohol. Vebannen Sie solche Lebensmittel von Ihrem Speiseplan. Sie können Zucker ganz aus Ihrer Diät ausschließen, indem Sie mit Honig (in Maßen) süßen. Honig ist leicht abführend und fördert eine gesunde Verdauung.

NÄHRSTOFFE
Vitamin C; Calcium, Eisen; Ballaststoffe

HONIG-INGWER-EISCREME

5-cm-Stück frischer Ingwer, geschält und fein gehackt
2 EL Honig
500 ml fettarmer Bio-Joghurt

Ingwer und Honig in einen Topf geben, ein wenig Wasser hinzugeben, aufkochen und unter Rühren 10 Minuten köcheln lassen. Abkühlen lassen. Sobald die Masse kalt ist, Joghurt einrühren. In einen Tiefkühlbehälter geben und 4 Stunden einfrieren. Auftauen lassen, verrühren und für weitere 4 Stunden einfrieren. Mit Tropenfrüchten servieren.

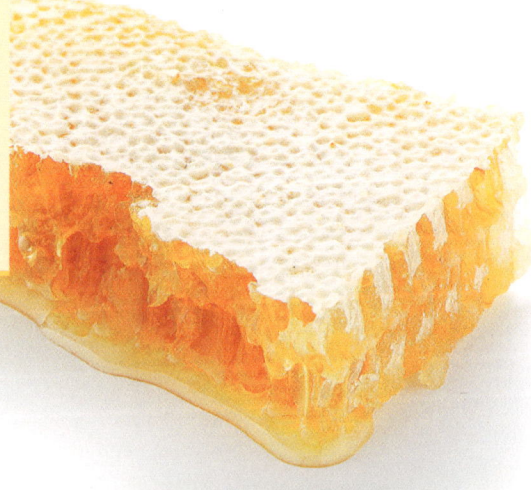

Johannisbrot

Carobpulver ist eine süße, fettarme Alternative zu Schokolade, die darüber hinaus koffeinfrei ist.

Johannisbrot ist reich an Mineralien inklusive Calcium sowie an Protein und wirkt wohltuend auf den gesamten Organismus. Es hat mehr Süße, aber weniger Fett und Kalorien als Schokolade. Die gemahlene Frucht des Johannisbrotbaums, Johannisbrotmehl, auch Carobpulver genannt, ist im Handel erhältlich und findet Verwendung in Desserts und Kuchen sowie als Kakao- und Kaffeeersatz. Verwenden Sie, wenn möglich, ungeröstetes Pulver. Als Ersatz für Kakao benötigen Sie nur halb so viel, wie im Kochrezept angegeben. Und nehmen Sie sich vor, weniger Süßes zu essen!

NÄHRSTOFFE

Vitamine A, B1, B2; Calcium, Eisen, Kalium, Magnesium, Phosphor, Silizium; Protein

JOHANNISBROT-BIRNEN

Honig
150 ml Orangensaft
1 Vanilleschote
4 süße, reife Birnen, geschält (Stiele nicht entfernt)
25 g Johannisbrotpulver

Honig in Orangensaft und ein wenig Wasser auflösen und bei schwacher Hitze erwärmen. Vanilleschote hinzufügen, die Birnen dazugeben und garen, bis sie zart sind. Birnen auf Schälchen anrichten. Langsam das Johannisbrotpulver in die Honig-Orangensaft-Mixtur einrühren. Unter ständigem Rühren eine dünnflüssige Masse herstellen. Über die Birnen geben und servieren.

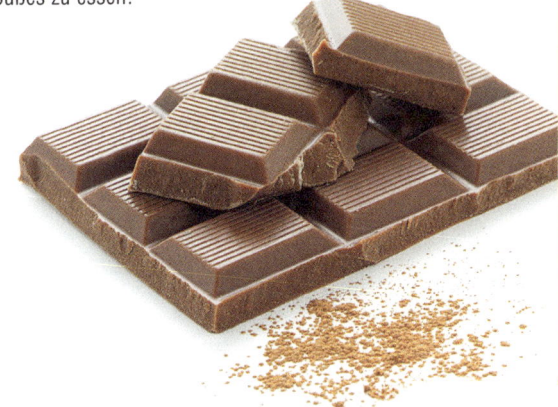

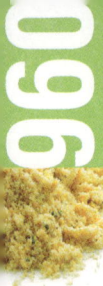

Gemüsebrühe

Gemüsebrühe ist eine Alternative zu fettreichen Fleischbrühwürfeln.

NÄHRSTOFFE
Vitamin C, Betacarotin; Calcium, Kalium

Gemüsebrühe (flüssig oder als Pulver) hat viele Vorteile gegenüber herkömmlichen Fleischbrühwürfeln. Sie ist gluten-, hefe- und laktosefrei und enthält eine große Auswahl an gesundheitsfördernden und schmackhaften Kräutern und Gewürzen. Salzarme und veganfreundliche Varianten sind ebenso im Handel erhältlich. Sie ist ideal für Suppen, Saucen und herzhafte Gerichte. Man kann Gemüsebrühe als Pulver direkt einstreuen, ohne es vorher in Wasser aufzulösen.

> **Gemüsebrühe ist eine erstklassige Diätkost.**

GEKÜHLTE ERBSENSUPPE

- **115 g Buschbohnen, in Stücken**
- **115 g Erbsen**
- **2 EL Gemüsefond**
- **6 Frühlingszwiebeln, gehackt**
- **2 EL Petersilie, gehackt**
- **2 EL Minzblätter, gehackt**
- **400 ml fettarmer Bio-Joghurt**

Bohnen und Erbsen mit dem Gemüsefond in einen Topf kochendes Wasser geben und 4–5 Minuten köcheln lassen. Abschütten, den Kochsud beiseitestellen. Die restlichen Zutaten in einer Schüssel vermischen, das Gemüse hinzugeben und langsam den Kochsud einrühren. 2 Stunden kühl stellen und servieren.

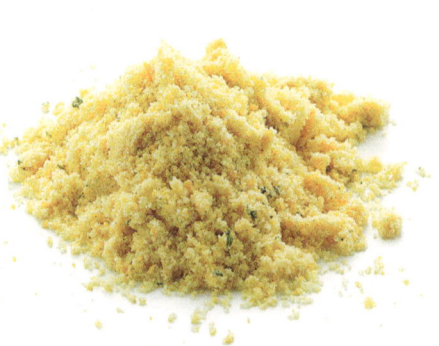

Gewürze

Schmackhafte und fettarme Gewürze sind
unerlässliche Zutaten bei jeder Diät.

Im Krieg gegen Salz, das zu vielen Gesundheitsproblemen wie
Wassereinlagerung und hohem Blutdruck beiträgt, sind Gewürze eine potente Geheimwaffe. Dank ihrer Würzkraft geben
sie jedem Gericht, von Suppen über Eintöpfe bis zum Dessert,
den letzten Kick – ohne ein Gramm Fett. Wenn möglich, vermeiden Sie vorkonfektioniertes Pulver und mahlen Sie Gewürze
frisch, insbesondere Muskatnuss, Gewürznelken, Zimtstangen,
Vanilleschoten, Safran und Ingwer.

NÄHRSTOFFE
Je nach Gewürz: Vitamine B1, B2,
C; Calcium, Kalium, Mangan,
Phosphor; Omega-3-Fettsäuren
und Omega-6-Fettsäuren;
ätherische Öle

**INGWER-ZITRONEN-
DRINK**

5-cm-Stück Ingwer
1 Zitrone

Ingwer und Zitrone schälen
und grob hacken. In eine Ther-
mosflasche oder Teekanne
geben und mit kochendem
Wasser aufgießen. Über den
Tag verteilt trinken, insbesondere als Teil einer Entgiftungskur.

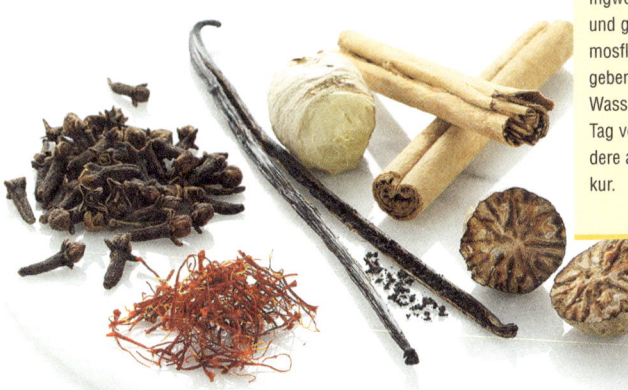

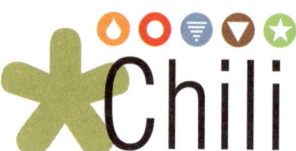

Chili

NÄHRSTOFFE

Vitamine B3, B6, C, E, K, Betacaro-tin, Folsäure; Calcium, Eisen, Jod, Kalium, Kupfer, Magnesium, Phosphor, Zink; Ballaststoffe; Glucosinolate

Der feurig scharfe Chili würzt jedes Gericht ohne schädliches Salz oder Fett. Chillies sind außerdem erstklassige Fettverbrenner.

Untersuchungen haben gezeigt, dass Chili und aus Chili zubereitete Saucen wie Tabasco die Fettverbrennung um acht Prozent bis zu zwei Stunden nach dem Verzehr erhöhen können. Grund dafür ist das Alkaloid Capsaicin, ein „Supernährstoff", der den Stoffwechsel beschleunigt und den Energieumsatz steigert. Rote und grüne Chilischoten gibt es in verschiedenen Größen, einige Sorten sind schärfer als andere. Wenn Sie nicht gewohnt sind, mit Chillies zu kochen, benutzen Sie sie erst einmal mit Zurückhaltung: Vorsichtig schneiden und sofort

> Mayakrieger setzten Chillies im Kampf ein, indem sie ihre Feinde damit bewarfen.

CHILI CON CARNE

200 g Kidneybohnen, eingeweicht und abgetropft
1 Zwiebel, gewürfelt
2 Knoblauchzehen, gepresst
2 TL getrocknete Chiliflocken
1 Karotte, gewürfelt
2 TL Olivenöl

450 g mageres Rinderhackfleisch
400 g gehackte Tomaten aus der Dose
4 TL Gemüsefond

Bohnen in einen Topf Wasser geben und aufkochen, 10 Minuten

kochen, dann abgedeckt weitere 30 Minuten köcheln lassen. Zwiebeln, Knoblauch, Chiliflocken und Karotte 5 Minuten in Öl dünsten. Die restlichen Zutaten und die Bohnen dazugeben. 15 Minuten köcheln lassen und abschmecken.

danach die Hände sorgfältig waschen; es brennt, wenn Augen und Schleimhäute mit Chili in Kontakt kommen. Vor allem die Kerne sind besonders scharf. Getrocknete Chiliflocken sind einfacher in der Anwendung. Wenn man zu viel Chili verwendet hat, kann die Schärfe durch Zugabe von ein oder zwei Klecksen fettarmem Bio-Joghurt gemildert werden. Weil Chillies den Körper wärmen, fördern sie die Abwehr von Erkältungen und Husten sowie anderer Erkrankungen der Atemwege.

WISSENSWERTES ÜBER CHILI

- Der Verzehr von Chili setzt Endorphine frei und wirkt stimmungsaufhellend.
- Ein Gramm Chili hat doppelt so viel Vitamin C wie ein Gramm Zitrusfrucht.
- Capsaicinhaltige Cremes werden zur Linderung von arthritischen oder anderen chronischen Schmerzen verwendet.

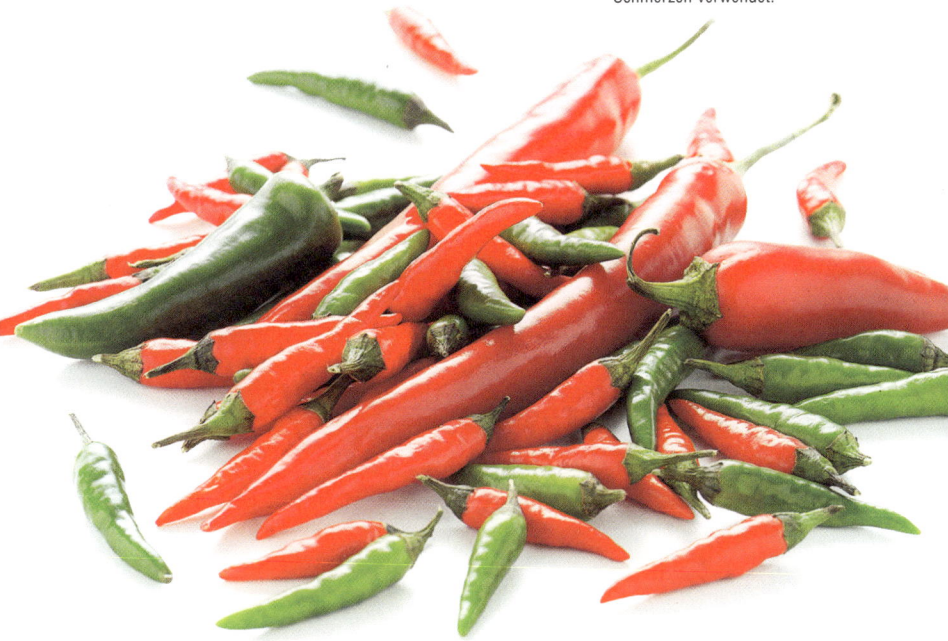

Kräuter

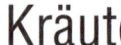

NÄHRSTOFFE

Je nach Kraut: Vitamin C, Beta-carotin; Calcium, Eisen, Magnesium, Natrium; ätherische Öle

Frische aromatische Kräuter werten jedes Gericht auf und bringen gesundheitliche Vorteile.

Petersilie ist ein hochwirksamer Entgifter, insbesondere für Blut und Nieren, und liefert viel immunsystemstärkendes Vitamin C. Thymian lindert Blähungen und das Reizdarmsyndrom und liefert Thymol, ein Öl, das die Verdauung von fettigen Nahrungsmitteln fördert. Rosmarin stärkt den Kreislauf und wirkt belebend und entgiftend. Salbei wirkt gegen Blähungen und Magenverstimmungen. Schnittlauch hat die gleichen Vorzüge wie Zwiebeln (siehe Seite 38). Minze fördert die Verdauung.

PETERSILIEN-BEILAGE

2 TL Olivenöl
2 große Bunde Petersilie
2 EL Pinienkerne
4 EL gemischte und geröstete Samen

Öl erhitzen und Petersilie und Pinienkerne darin 1–2 Minuten andünsten. Mit den Samen vermischen und zu Fisch servieren.

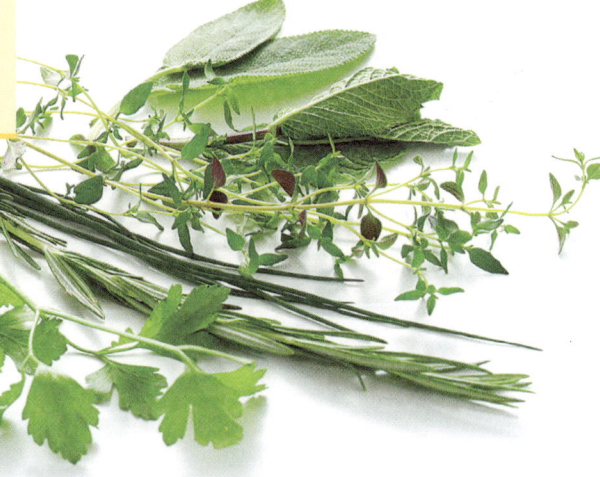

Ingwer

Das Tonikum für das Verdauungssystem wärmt den Körper und stärkt Kreislauf und Stoffwechsel.

Wärmender Ingwer ist ideal zum Würzen von Suppen, Eintöpfen und Getränken und für die Entgiftung des Körpers geeignet. Geriebenen Ingwer kann man zwar kaufen, es ist aber weitaus besser, ganze Wurzeln zu verwenden, und diese selbst zu reiben. Ingwer, ein natürliches Antiseptikum, ist reich an immunsystemstärkendem Mangan, das die Abwehr von Infekten fördert und Sie während einer Diät gesund hält.

NÄHRSTOFFE
Calcium, Magnesium, Phosphor; Phenole; ätherische Öle

EINGELEGTER INGWER

2 TL frischer Zitronensaft
2 TL Honig
Prise Salz
2 gehäufte TL frisch geriebener Ingwer

Dieses ayurvedische Rezept wirkt anregend und ausgleichend auf das Verdauungssystem und fördert die optimale Aufnahme von Nährstoffen. Alle Zutaten vermischen und 1 Teelöffel 20 Minuten vor jeder Mahlzeit einnehmen.

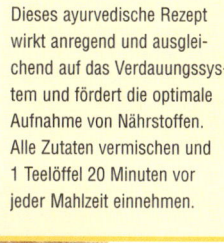

Ingwer lindert Übelkeitsgefühle bei Schwangerschaft oder Reisekrankheit.

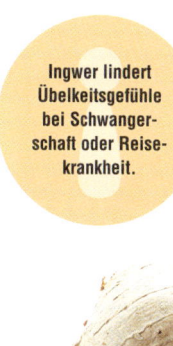

Register